Störungen systemisch behandeln

CARL-AUER

Störungen systemisch behandeln
Band 8

Herausgegeben von
Hans Lieb und Wilhelm Rotthaus

Gerhard Dieter Ruf

Bipolare Störungen

2017

Reihe »Störungen systemisch behandeln«, Band 8
hrsg. von Hans Lieb und Wilhelm Rotthaus
Reihengestaltung: Uwe Göbel
Umschlag und Satz: Heinrich Eiermann
Printed in Germany
Druck und Bindung: CPI books GmbH, Leck

Erste Auflage, 2017
ISBN 978-3-8497-0168-0 (Printausgabe)
ISBN 978-3-8497-8068-5 (ePUB)
ISBN 978-3-8497-8056-2 (PDF)

Bibliografische Information der Deutschen Nationalbibliothek:
Die Deutsche Nationalbibliothek verzeichnet diese Publikation
in der Deutschen Nationalbibliografie; detaillierte bibliografische
Daten sind im Internet über http://dnb.d-nb.de abrufbar.

Carl-Auer Verlag GmbH
Vangerowstraße 14 • 69115 Heidelberg
Tel. +49 6221 6438-0 • Fax +49 6221 6438-22
info@carl-auer.de

Inhalt

Vorwort der Herausgeber

Ursprünglich ein querdenkendes Außenseiterkonzept, hat sich der systemische Ansatz heute in vielen Bereichen der Therapie und der Beratung theoretisch wie praktisch etabliert. Auch Vertreter anderer Schulen bereichert er mittlerweile in ihrer Arbeit. Die Etablierung eines Paradigmas birgt für dieses selbst aber auch Risiken, weil sie stets mit der Verfestigung von Denk- und Handlungsgewohnheiten einhergeht. Die Reihe *Störungen systemisch behandeln* stellt sich vor diesem Hintergrund zwei Herausforderungen: Nichtsystemischen Behandlern und Vertretern anderer Therapierichtungen soll sie komprimiert und praxisorientiert vorstellen, was die systemische Welt im Hinblick auf bestimmte Störungsbilder zu bieten hat. Innerhalb der Systemtherapie steht sie für eine neue Phase im Umgang mit dem Konzept von »Störung« und »Krankheit«.

Historisch gesehen war einer ersten Phase mit erfolgreichen Konzepten zu Krankheitsbildern wie Schizophrenie, Essstörungen, psychosomatischen Krankheiten und affektiven Störungen eine zweite Phase gefolgt, die geprägt war von einem gezielten Verzicht oder einer definitiven Ablehnung aller Formen störungsspezifischer Codierungen. In jüngerer Zeit wenden sich manche Vertreter der systemischen Welt wieder störungsspezifischen Konzepten und Fragen zu - und werden von anderen dafür deutlich attackiert. Diese neue Welle ist bedingt durch die Anerkennung der Systemtherapie als wissenschaftliches Heilverfahren, durch den Antrag auf deren sozialrechtliche Anerkennung und nicht zuletzt dadurch, dass viele im klinischen Sektor systemisch arbeitende Kollegen täglich gezwungen sind, sich zu störungsspezifischen Konzepten zu positionieren.

Die systemische Welt hat hierzu einiges anzubieten. Die Reihe *Störungen systemisch behandeln* will zeigen, dass und wie die Systemtheorie mit traditionellen diagnostischen Kategorien bezeichnete Phänomene ebenso gut und oft besser beschreiben, erklären und mit hoher praktischer Effizienz behandeln kann. Sie verfolgt dabei zwei

Ziele: Zum einen soll systemisch arbeitenden Kollegen das große Spektrum theoretisch fundierter und praktikabler systemischer Lösungen für einzelne Störungen zugänglich gemacht werden - ohne das Risiko, die eigene systemische Identität zu verlieren, im besten Fall sogar mit dem Ergebnis einer gestärkten systemischen Identität. Gleichzeitig soll nicht-systemischen Behandlern und Vertretern anderer Schulen das umfangreiche systemische Material an Erklärungen, Behandlungskonzepten und praktischen Tools zu verschiedenen Störungsbildern auf kompakte und nachvollziehbare Weise vermittelt werden.

Verlag, Herausgeber und Autoren bemühen sich, einerseits eine für alle Bände gleiche Gliederung einzuhalten und andererseits kreativen systemischen Querdenkern die Freiheit des Gestaltens zu lassen.

An die Stelle der Abgrenzung und der Konkurrenz zwischen den verschiedenen Therapieschulen ist heute der Austausch zwischen ihnen getreten. Die Reihe »Störungen systemisch behandeln« versteht sich als ein Beitrag zu diesem Dialog.

Dr. Hans Lieb, Dr. Wilhelm Rotthaus

Vorwort

Bipolare Störungen werden in den letzten Jahren zunehmend häufiger diagnostiziert. Eine bipolare Störung wird angenommen, wenn ein Patient die beiden Pole Depression und Manie durchlebt bzw. entsprechende Symptome zeigt. Manie ist ein Zustand inadäquater Euphorie und Antriebssteigerung, Hypomanie eine leichte Ausprägungsform. Während in früheren Jahren nur ausgeprägte Manien bei der Diagnosestellung einer bipolaren Störung berücksichtigt wurden, führen jetzt auch schon hypomane Zustände mit leicht gehobener Stimmung zu dieser Diagnose. So kann man die Diagnose schließlich bei 3–5 % der Bevölkerung stellen (Laux 2011b). Pharmafirmen fördern die Ausweitung der Diagnosen. Sie haben mehrere Mittel gegen Stimmungsschwankungen entwickelt, die sogenannten Mood Stabilizer oder Stimmungsstabilisierer, und drängen in ihrer Öffentlichkeitsarbeit auf eine entsprechende Diagnostik und Behandlung. Die Krankheit fasziniert und verhilft dem Gesundheitswesen zu neuen Umsätzen.

Aber wo bleibt der Mensch? Himmelhoch jauchzend, zu Tode betrübt. Gehören solche Gefühle nicht zur normalen Existenz des Menschen? Bieten solche Pole nicht auch einen Spielraum, der innere Freiheit erschafft? Ist es krankhaft, wenn man sich bei Verlusten, Niederlagen oder Erschöpfung antriebsarm und traurig zurückzieht? Ist es krankhaft, wenn man in einem Glückszustand aktiv wird und seine ganze Energie einsetzt?

Hier stellt sich die Frage, wo es Sinn macht, in Krankheitskategorien zu denken. In unserer Gesellschaft verhilft eine Diagnose zu Schonung und zu einem legitimen und legalen Rückzug aus den Anforderungen und dem Leistungsdruck der Arbeitswelt. Im Gesundheitswesen ist das Etikett einer Diagnose eine Voraussetzung für unterstützende und therapeutische Angebote. In der Familie wird man von Verantwortung und Schuld für Verhaltensweisen freigesprochen, wenn diese auf eine Krankheit zurückgeführt werden.

Andererseits hat eine Diagnose den Preis, dass man allzu leicht den Menschen hinter der Diagnose vergisst. Die ganze Familie ist auf die Krankheit fixiert, hat Angst vor einem Rückfall und schränkt in ihren Kontrollbemühungen die Freiheit vor allem des als krank diagnostizierten Familienmitglieds ein. Wenn dieser, vielleicht für die anderen unerwartet, neue Neigungen entdeckt und ins Kino und Theater geht, wird eine beginnende Manie angenommen und vom Arzt eine Erhöhung der Medikamentendosis erwartet, damit er wieder wie zuvor still und antriebsarm zu Hause bleibt. Eine Patientin berichtete mir, sie traue sich seit der Diagnosestellung einer bipolaren Störung nicht mehr, glücklich zu sein, weil sie dann den Ausbruch einer Manie befürchte. Die Verarbeitung einer schweren Trauer nach dem Tod eines Angehörigen wird nicht gefördert, wenn sie mit der Diagnose einer Depression als Krankheit eingestuft wird.

Diese Polarität zwischen den Kategorien Krankheit bzw. Störung und Normalität ist Thema der systemischen Psychiatrie und Therapie. Es geht um die Frage, wann ein Denken in Krankheitskategorien sinnvoll und hilfreich ist, wann es eher behindert oder schadet und wann sich selbst erfüllende Prophezeiungen gerade zu dem führen, was man befürchtet. Manche Probleme und Symptome werden durch sogenannte zirkuläre Prozesse, das sind Rückkopplungsprozesse, aufrechterhalten. Probleme entstehen auch durch Erklärungen, die den subjektiven oder den wissenschaftlichen Beobachtungen gegeben werden. Erklärungen können Hoffnung machen oder nehmen, können erleichtern oder bedrücken.

In der systemischen Therapie werden solche Zusammenhänge zwischen Denken, Fühlen und Handeln thematisiert und alternative Sichtweisen angeboten. Wenn diese besser zum Leben der Betroffenen passen, können sie zur Problemlösung verhelfen und Symptome überflüssig werden lassen. Depressive Symptome können in manchen Fällen als normale Trauer, als Erschöpfung oder als Signal dafür gesehen werden, dass die Lebensform nicht stimmt und eine Veränderung im Leben ansteht, sei es im privaten Bereich oder im Beruf.

Systemische Therapie und Beratung ist eine bewährte und gut evaluierte Methode, die in unterschiedlichen psychotherapeutischen und psychiatrischen Arbeitsfeldern und Kontexten eingesetzt werden kann. Sie ist besonders flexibel bezüglich der Settings und Zeitrahmen (von Schlippe u. Schweitzer 2012, S. 349) und kommt oft mit wenigen, über einen längeren Zeitraum verteilten Sitzungen aus. Häufig werden Sitzungen alle vier Wochen oder in noch längeren Intervallen angesetzt, insgesamt durchschnittlich ca. 10 bis 12 Sitzungen (vgl. Simon, Clement u. Stierlin 2004, S. 303 f.). Mit der zunehmenden Verbreitung der systemischen Therapie werden aber in Abhängigkeit vom Bedarf auch lange systemische Therapien durchgeführt.

Dass auch bei einer sogenannten »schweren« oder »chronifizierten« bipolaren Störung oft kleine Impulse in wenigen Sitzungen ausreichen, um Muster zu verstören, die die Störung aufrechterhalten, mag verwundern. Oft wird übersehen, dass schon die Diagnosestellung einer bipolaren Störung zu einer sich selbst erfüllenden Prophezeiung werden und die befürchtete Chronifizierung fördern kann. Immer wieder berichten mir Patienten, wie die ängstliche Aufmerksamkeitsfokussierung auf einen möglichen »Rückfall« durch Sorgen und eine innere Anspannung eben diesen auch provozieren kann. Hilfreich sind in diesen Fällen die ressourcenorientierte systemische Haltung und spezifische Interventionen, wenn sie zum problematischen Denk- und Verhaltensmuster eine passende bessere Lösung darstellen.

Zu diesem Buch

Dieses Buch soll spezifische psychische und soziale Muster bei bipolaren Störungen verdeutlichen und systemische Therapiemethoden zur Veränderung problematischer Muster zur Verfügung stellen. Der Schwerpunkt liegt auf der ambulanten Behandlung. Bei den Fallbeispielen sind die akuten, meist in der Klinik behandelten Symptome bereits abgeklungen. Die vorgestellten Methoden können jedoch auch im stationären Kontext Anwendung finden.

Systemische Therapie kann als Einzel-, Paar- oder Familientherapie durchgeführt werden. Weil die meisten Patienten eine Einzeltherapie wünschen, habe ich überwiegend solche Fallbeispiele vorgestellt. Ab und zu wird in meiner Praxis auch eine Kombination von Einzel- und Familientherapie durchgeführt. Eine Indikation zur Familientherapie besteht bei entsprechendem Wunsch des Klienten üblicherweise dann, wenn er in einer Familie lebt oder wenn die Familie sonst eine wichtige Rolle für das Problem oder die Lösung spielt.

Theorie und Methoden der systemischen Therapie finden bei verschiedenen psychischen Störungen Anwendung. Einige Abschnitte dieses Buches wurden aus meinen Büchern *Schizophrenien und schizoaffektive Störungen* (Ruf 2014) und *Depression und Dysthymia* (Ruf 2015) übernommen, weil sie auch zur Therapie bipolarer Störungen passen. Bei bipolaren Störungen dominieren im Verlauf oft depressive Episoden, sodass insbesondere die Therapie der Depression nicht ausgeklammert werden konnte. Ich habe sie im Vergleich zum Buch *Depression und Dysthymia* hier verkürzt dargestellt und empfehle ggf. dort eine Vertiefung. Detaillierte Erläuterungen, wie zum Beispiel wissenschaftliche Erklärungen oder therapeutische Interventionen, wurden im Text durch eine kursive Schreibweise gekennzeichnet. Als ergänzendes Material werden einzelne Interventionen zur jeweils gezielten Anwendung online bereitgestellt.[1]

1 http://www.carl-auer.de/machbar/bipolare_stoerungen

Beratung und Therapie gehen fließend ineinander über; ich habe im Text nicht streng dazwischen getrennt. Das Gleiche gilt für die Begriffe Klient und Patient. Wegen der besseren Lesbarkeit habe ich auch nicht immer die männliche und weibliche Form aufgeführt; beides soll als austauschbar gelten, sofern aus dem Text nichts anderes hervorgeht. Alle Fallbeispiele sind aus unserer Praxis, die ich mit meiner Frau und anderen Kollegen zusammen führe. Sie sind so weit anonymisiert, dass Rückschlüsse auf die jeweiligen Patienten nicht möglich sind.

An dieser Stelle danke ich meiner Frau Ulrike Preuß-Ruf ganz herzlich für viele wertvolle Ratschläge. Mein besonderer Dank gilt auch dem Herausgeber der Buchreihe Dr. Hans Lieb für viele hilfreiche Anregungen.

1 Bipolare Störungen

1.1 Vom Phänomen zur Diagnose

Die 51-jährige geschiedene und allein lebende Frau K. hatte nach Aussagen ihrer Freundin in letzter Zeit eine auffallend gehobene Stimmung und trank viel Alkohol. Als die Freundin sie in unsere Praxis brachte, redete sie weitschweifig und zeigte einen deutlich gesteigerten Antrieb mit Rededrang und Bewegungsunruhe. Eine Medikamenteneinnahme oder Klinikeinweisung lehnte sie strikt ab und drohte, sonst aus dem Fenster zu springen. Da keine akute Selbst- oder Fremdgefährdung vorlag, wurden beruhigende Medikamente verordnet, sonst aber keine weiteren Maßnahmen veranlasst.

Am Folgetag rief die Freundin an, Frau K. fahre alkoholisiert Auto und niemand wisse im Moment, wo sie sich aufhalte. Später teilte Frau K. telefonisch mit, sie sei im Autohaus und lasse gerade ihr Auto schätzen, um es zu verkaufen und so an Geld zu kommen.

Eine Woche später kam Frau K. wieder in Begleitung ihrer Freundin in die Praxis. Sie gab an, die verordneten Medikamente nicht vertragen zu haben, und sie nehme jetzt nur Bachblüten.

Eine weitere Woche später kam eine Nachbarin ohne Frau K. in unsere Praxis und berichtete, in der letzten Nacht sei die Feuerwehr da gewesen, es habe gebrannt, nachdem Frau K. zuerst nicht bemerkt habe, dass eine Kerze umgefallen sei, aber später selbst die Feuerwehr alarmiert habe.

Die Nachbarin äußerte auch ihre Sorge, Frau K. könne sich etwas antun, weil sie gestern davon geredet habe, dass sie am liebsten tot sei, und heute früh in ihrer Wohnung alles dunkel gewesen sei. Sie sei jetzt in ihrer Wohnung, habe alle ausgesperrt, habe etwas von Zeugen Jehovas zitiert und Kerzen aus dem Fenster geworfen. Sie trinke ständig Alkohol und fahre Auto. Man befürchte, dass der Hund kein Futter mehr bekomme, weil sie kein Geld mehr habe. Sie habe das von uns beim letzten Termin ausgestellte Rezept nicht eingelöst und das Medikament nicht genommen.

Da jetzt sowohl eine Selbst- als auch eine Fremdgefährdung anzunehmen war, informierten wir die Polizei, die eine Einweisung in die psychiatrische Klinik regelte.

Frau K. wurde dann zwei Wochen lang in der Klinik behandelt. Dort verhielt sie sich distanzlos, hatte einen vermehrten Rededrang und eine deutliche Bewegungsunruhe, Stimmung und Antrieb wirkten gesteigert, das Denken sprunghaft und weitschweifig. Während der körperlichen Untersuchung führte sie mehrere Turnübungen vor und zog plötzlich die Hose herunter, um zu zeigen, wo sie vor mehreren Wochen an der Schamlippe operiert worden sei. Eine richterliche Unterbringung wurde veranlasst, und sie wurde unter der medikamentösen Behandlung mit der Zeit ruhiger.

Nach der Klinikentlassung kam sie wieder in unsere Praxis. Sie gab an, sie fühle sich nun besser und fange an, ihre Wohnung wieder aufzuräumen.

Zwei Wochen später kam sie antriebslos in die Praxis und gab an, die Medikamente eigenmächtig abgesetzt zu haben.

Das ist die *Beschreibung* eines Phänomens. Es spielt sich vor allem in der Kommunikation ab, also im sozialen System. Das von Frau K. gezeigte Verhalten ist für die Menschen ihrer Umgebung nicht nachvollziehbar und verstehbar. Es ist anzunehmen, dass ihre Gedanken und Gefühle oder Affekte, das psychische System, wesentlich beteiligt sind. All das wäre ohne ihr Nervensystem, das Gehirn, also das biologische System, nicht möglich. In allen drei Systemen wirkt Frau K. anders als andere Menschen.

Für dieses schon seit Menschengedenken existierende Phänomen nicht nachvollziehbarer Verhaltensweisen und Affekte wurden im Lauf der Geschichte unterschiedliche *Erklärungen* entwickelt (vgl. Abschnitt 2.1). Schließlich nahm sich die westliche Medizin dieses Phänomens an und ordnete es als Geisteskrankheit ein. Verhaltensweisen wie die von Frau K. gezeigten wurden als »Manie« bezeichnet. Es wurden gesellschaftliche Entscheidungen getroffen, was als normal und was als pathologisch zu gelten hat (vgl. Hess u. Herrn 2015).

Bestrebungen zu einer internationalen Vereinheitlichung von Diagnosekriterien führten zur Entwicklung der *International Classification of Diseases* der Weltgesundheitsorganisation, die immer wieder überarbeitet wird und jetzt mit der ICD-10 in der 10. Version vorliegt (Dilling, Mombour u. Schmidt 1993). In der ICD-10 wird auf den problematischen Begriff der psychischen »Krankheit« verzichtet und stattdessen von »Störung« gesprochen. Damit meint man einen

> »klinisch erkennbaren Komplex von Symptomen oder Verhaltensauffälligkeiten […], der […] mit Belastung und mit Beeinträchtigung von Funktionen verbunden«

ist (a. a. O., S. 23). Affektive Störungen werden unter der Diagnosekategorie F3 eingruppiert.

Damit wird in der Psychiatrie der Beobachtungsrahmen auf das Individuum begrenzt und eine Norm von Verhalten und psychischen und biologischen Funktionen postuliert; Abweichungen von dieser Norm begründen dann die psychiatrische Diagnose. In den Begriffen »Krankheit« oder »Störung« sind die *Beschreibung* von Phänomenen (den geäußerten Klagen und dem gezeigten Antriebsmangel, also den Symptomen) und die *Erklärung* für die Entstehung dieser Symptome (die angenommene Funktionsstörung) vermischt. Die Erklärungen auch für soziale Phänomene werden im psychischen und biologischen System gesucht (vgl. Lieb 2014; Simon 1995).

1.2 Affektive Störungen in der ICD-10

Das Kapitel F3 der ICD-10 beinhaltet die affektiven Störungen. Hauptsymptome dieser Störungen sind Veränderungen der Stimmung oder der Affektivität, meist zur Depression hin, mit oder ohne begleitende Angst, oder hin zu einer gehobenen Stimmung. Die meisten dieser Störungen tendieren zu wiederholtem Auftreten. Der Beginn der einzelnen Episoden ist oft mit belastenden Ereignissen oder Situationen in Zusammenhang zu bringen.

Die affektiven Störungen werden unterteilt in F30 *manische Episode*, F31 *bipolare affektive Störung*, F32 *depressive Episode*, F33 *rezidivierende depressive Störungen*, F34 *anhaltende affektive Störungen* (z. B. Dysthymia, Zyklothymia) und in die Ausweichkategorien F38 *sonstige affektive Störungen* und F39 *nicht näher bezeichnete affektive Störung.*

In dem vorliegenden Buch wird die systemische Therapie der bipolaren affektiven Störung mit manischen und depressiven Episoden behandelt. Die beschriebenen Muster und Therapiemethoden sind im Wesentlichen auch auf die leichtere Variation der Störung übertragbar, die als Zyklothymia klassifiziert wird.

1.3 Bipolare Störung in der ICD-10

Manische Episode in der ICD-10

Bei der manischen Episode werden drei Schweregrade unterschieden. Die gemeinsamen Charakteristika der Störung sind gehobene Stimmung und Steigerung in Ausmaß und Geschwindigkeit der körperlichen und psychischen Aktivität.

Die *Hypomanie* ist eine leichtere Ausprägung der Manie. Es findet sich eine wenigstens einige Tage anhaltende leicht gehobene Stimmung, gesteigerter Antrieb und Aktivität und ein auffallendes Gefühl von Wohlbefinden und körperlicher und seelischer Leistungsfähigkeit. Häufig sind eine gesteigerte Geselligkeit, Gesprächigkeit, übermäßige Vertraulichkeit, gesteigerte Libido und vermindertes Schlafbedürfnis vorhanden, alternativ Reizbarkeit, Selbstüberschätzung und flegelhaftes Verhalten. Konzentration und Aufmerksamkeit und die Fähigkeit, sich der Arbeit zu widmen, sich zu entspannen oder zu erholen, können beeinträchtigt sein.

Bei der *Manie ohne psychotische Symptome* ist die Stimmung situationsinadäquat gehoben und kann zwischen sorgloser Heiterkeit und fast unkontrollierbarer Erregung schwanken. Die gehobene Stimmung ist mit vermehrtem Antrieb, Überaktivität, Rededrang und vermindertem Schlafbedürfnis verbunden. Soziale Hemmungen gehen verloren (was zum Beispiel zu ungehemmten sexuellen Handlungen führen kann, die später in der depressiven Episode schambesetzt erlebt werden). Die Aufmerksamkeit kann nicht mehr aufrechterhalten werden, und es kommt zu starker Ablenkbarkeit. Die Selbsteinschätzung ist überhöht, Größenideen oder maßloser Optimismus werden geäußert. Farben können als besonders schön und lebhaft wahrgenommen werden, und es können eine Beschäftigung mit feinen Einzelheiten von Oberflächenstrukturen oder Geweben wie auch eine subjektiv besonders laute Wahrnehmung von akustischen Reizen vorliegen. Die betroffene Person kann überspannte und undurchführbare Projekte beginnen, leichtsinnig Geld ausgeben oder bei unpassender Gelegenheit aggressiv, verliebt oder scherzhaft werden. Manchmal ist die Stimmung eher gereizt und misstrauisch als gehoben. Die Episode dauert wenigstens eine Woche und unterbricht die berufliche und soziale Funktionsfähigkeit.

Die *Manie mit psychotischen Symptomen* entspricht der schwersten Form einer Manie. Selbstüberschätzung und Größenideen sind hier wahnhaft übersteigert. Aus Reizbarkeit und Misstrauen kann sich ein Verfolgungswahn entwickeln. In schwereren Fällen können Größenideen oder religiöse Wahnvorstellungen, die die eigene Identität oder Rolle betreffen, im Vordergrund stehen. Ideenflucht[2] und Rededrang können dazu führen, dass der Betroffene nicht mehr verstanden wird. Körperliche Aktivität und Erregung können in Aggression oder Gewalttätigkeit münden. Eine Vernachlässigung der Nahrungsaufnahme und der persönlichen Hygiene kann zu einem gefährlichen Flüssigkeitsmangel des Körpers und Verwahrlosung führen. Man kann die Wahngedanken und Halluzinationen als synthym (stimmungskongruent, der Stimmungslage entsprechend) oder parathym (stimmungsinkongruent, nicht zur Stimmungslage passend) einteilen.

Depressive Episode in der ICD-10

Nach der ICD-10 liegt eine *depressive Episode* vor, wenn eine Person unter gedrückter Stimmung, Interessenverlust, Freudlosigkeit und einer Verminderung des Antriebs leidet. Die Verminderung der Energie führt zu erhöhter Ermüdbarkeit und Aktivitätseinschränkung. Deutliche Müdigkeit tritt oft nach nur kleinen Anstrengungen auf.

2 Bei der Ideenflucht geht die logische Ordnung und Steuerung des Denkens durch einen Leitgedanken weitgehend verloren; stattdessen wird das Denken durch immer neue Assoziationen in immer neue Richtungen gelenkt.

Andere häufige Symptome sind:

1. Verminderte Konzentration und Aufmerksamkeit
2. Vermindertes Selbstwertgefühl und Selbstvertrauen
3. Schuldgefühle und Gefühle von Wertlosigkeit
4. Negative und pessimistische Zukunftsperspektiven
5. Suizidgedanken, Selbstverletzung oder Suizidhandlungen
6. Schlafstörungen
7. Verminderter Appetit

Gewöhnlich wird eine Dauer der Symptome von mindestens zwei Wochen verlangt; kürzere Zeiträume können berücksichtigt werden, wenn die Symptome ungewöhnlich schwer oder schnell aufgetreten sind.

Zusätzlich kann ein somatisches Syndrom vorliegen mit folgenden Merkmalen:

1. Interessenverlust oder Verlust der Freude an normalerweise angenehmen Aktivitäten
2. Mangelnde Fähigkeit, auf eine freundliche Umgebung oder freudige Ereignisse emotional zu reagieren
3. Frühmorgendliches Erwachen zwei oder mehr Stunden vor der gewohnten Zeit
4. Morgentief
5. Psychomotorische Hemmung oder Agitiertheit
6. Deutlicher Appetitverlust
7. Gewichtsverlust, häufig mehr als 5 % des Körpergewichts
8. Deutlicher Libidoverlust

Das somatische Syndrom ist nur dann zu diagnostizieren, wenn wenigstens vier der genannten Symptome eindeutig feststellbar sind.

Wenn von den typischen Symptomen depressive Verstimmung, Verlust von Interesse oder Freude und erhöhte Ermüdbarkeit mindestens zwei vorliegen und außerdem mindestens zwei der oben genannten anderen Symptome, wird eine *leichte depressive Episode* diagnostiziert. Bei drei oder vier der anderen Symptome und einem besonders ausgeprägten Schweregrad ist die Diagnose einer *mittelgradigen depressiven Episode* zu stellen. In einer *schweren depressiven Episode ohne psychotische Symptome* zeigt der Patient meist erhebliche

Verzweiflung und Agitiertheit oder Hemmung, außerdem Verlust des Selbstwertgefühls, Gefühle von Nutzlosigkeit oder Schuld, ein somatisches Syndrom und in schweren Fällen ein hohes Suizidrisiko; alle drei typischen und mindestens vier andere Symptome werden gefordert. Bei einer *schweren depressiven Episode mit psychotischen Symptomen* treten zusätzlich Wahnideen, Halluzinationen oder ein depressiver Stupor[3] auf; der Wahn schließt gewöhnlich Ideen der Versündigung, der Verarmung oder einer bevorstehenden Katastrophe ein; akustische Halluzinationen bestehen gewöhnlich aus diffamierenden oder anklagenden Stimmen; Geruchshalluzinationen beziehen sich auf Fäulnis oder verwesendes Fleisch. *Sonstige depressive Episoden* können in die genannten Kategorien nicht sicher eingeordnet werden, z. B. Mischbilder vor allem somatischer Art.

Bipolare affektive Störung in der ICD-10

Eine bipolare affektive Störung ist durch wenigstens zwei Episoden von Manie oder Hypomanie und Depression charakterisiert. Zwischen den Episoden ist die Besserung vollständig.

Manische Episoden beginnen in der Regel abrupt und dauern zwischen zwei Wochen und vier bis fünf Monaten, im Mittel etwa vier Monate. *Depressive Episoden* tendieren zu längerer Dauer, im Mittel etwa sechs Monate, selten länger als ein Jahr, außer bei älteren Menschen. Episoden beider Art folgen oft einem belastenden Lebensereignis oder einem anderen psychischen Trauma. Die erste Episode kann in jedem Alter, von der Kindheit bis ins hohe Alter, auftreten. Die Häufigkeit von Episoden und das Verlaufsmuster von Remissionen und Rückfällen sind sehr variabel, wenn auch die Intervalle im Laufe der Zeit eher kürzer werden und Depressionen im höheren Lebensalter eher häufiger auftreten und länger dauern.

Bei der *gemischten Episode* sind depressive und manische Symptome gleichzeitig vorhanden. Zum Beispiel kann eine depressive

3 Von einem depressiven Stupor spricht man bei einer Erstarrung oder Betäubung mit Fehlen jeder Reaktion auf Versuche der Kontaktaufnahme.

Stimmung tage- oder wochenlang von Überaktivität und Rededrang begleitet sein oder eine manische Stimmungslage mit Größenideen von Agitiertheit, Antriebs- und Libidoverlust. Depressive, hypomanische oder manische Symptome können auch rasch von Tag zu Tag oder von Stunde zu Stunde wechseln. Eine gemischte affektive Störung soll nur dann diagnostiziert werden, wenn beide Gruppen von Symptomen während des überwiegenden Teils der gegenwärtigen Krankheitsepisode gleichermaßen im Vordergrund stehen und wenn diese Phase wenigstens zwei Wochen lang angedauert hat.

In seltenen Fällen liegen ausschließlich manische Episoden vor. Sie werden auch als bipolar klassifiziert, weil Familienanamnese, prämorbide Persönlichkeit, Krankheitsbeginn und langfristige Prognose ähnlich sind wie bei Patienten, die sowohl manische als auch depressive Episoden erleben.

Zyklothymia in der ICD-10

Die Zyklothymia ist unter *anhaltende affektive Störungen* eingruppiert und stellt eine leichte Form einer bipolaren affektiven Störung dar. Eine andauernde Instabilität der Stimmung mit zahlreichen Perioden leichter Depression und leicht gehobener Stimmung entwickelt sich in der Regel im frühen Erwachsenenleben und nimmt einen chronischen Verlauf, auch wenn die Stimmung gelegentlich normal und monatelang stabil sein kann. Die Stimmungsschwankungen werden im Allgemeinen von den Betroffenen ohne Bezug zu Lebensereignissen erlebt. Keine darf ausreichend schwer oder andauernd genug gewesen sein, um die Beschreibungen und Leitlinien für eine bipolare affektive Störung, das heißt für manische oder depressive Episoden, zu erfüllen.

Exkurs: DSM-5

In der ähnlichen, in Amerika favorisierten Diagnoseklassifikation DSM-5 (Diagnostic and Statistical Manual of Mental Disorders) (Falkai u. Wittchen 2015) wird zwischen Bipolar-I-Störung (mit manischen Episoden) und Bipolar-II-Störung (mit hypomanischen Episoden) unterschieden.

Für die Diagnose einer *Bipolar-I-Störung* ist mindestens eine manische Episode Voraussetzung; hypomane oder depressive Episoden können dabei der manischen Episode vorausgegangen sein oder ihr folgen.

Für die Diagnosestellung einer *Bipolar-II-Störung* ist es notwendig, dass die Kriterien für eine aktuelle oder frühere hypomane Episode und die Kriterien für eine aktuelle oder frühere depressive Episode (Major Depression) erfüllt sind. Hier werden Fälle mit hypomanischen Episoden ohne ausgeprägte Manie eingeordnet.

Die Zusatzcodierung *Rapid Cycling* kann verwendet werden, wenn mindestens vier Episoden veränderter Stimmung in den letzten 12 Monaten vorhanden waren, welche die Kriterien für eine manische, hypomane oder depressive Episode (Major Depression) erfüllten.

1.4 Differenzialdiagnose

Die Diagnose *schizoaffektive Störung* sollte gestellt werden, wenn sowohl eindeutig schizophrene (wie Wahn oder Halluzinationen) als auch eindeutig affektive Symptome (manische Symptome oder depressive Symptome) gleichzeitig oder nur wenige Tage getrennt während der gleichen Krankheitsepisode vorhanden sind.

Eine Antriebssteigerung oder inadäquate Affekte können bei einer *Schizophrenie* auftreten. Auch depressive Symptome können in allen Stadien dieser Störung vorkommen, häufig im Vorfeld (Prodromalstadium) oder nach Abklingen akuter schizophrener Symptome, dann als *postpsychotische Depression* bezeichnet.

Differenzialdiagnostisch muss bei jüngeren Patienten an ein *Aufmerksamkeitsdefizit-Hyperaktivitäts-Syndrom (ADHS)* gedacht werden. Stimmungsschwankungen können auch bei einer *Borderline-Persönlichkeitsstörung* auftreten.

Beim *Missbrauch psychotroper Substanzen* sind depressive und bei Intoxikationszuständen mit Stimulanzien (Amphetamine, Kokain, Ecstasy) auch maniforme (einer Manie ähnliche) Symptome möglich. Auch die Einnahme verschiedener *Medikamente* kann zu einer Veränderung der Stimmung oder des Antriebs führen, wie z. B. bei Kortison oder Levodopa (ein Parkinson-Medikament).

Die *organische affektive Störung* infolge einer Schädigung des Gehirns ist durch eine Veränderung der Stimmung charakterisiert. Eine zugrunde liegende zerebrale oder andere körperliche Störung muss mittels körperlicher oder Laboruntersuchungen belegt oder aufgrund einer entsprechenden Krankengeschichte vermutet werden. Infrage kommen unter anderem viele internistische Erkrankungen, wie Infektionen, Hormonstörungen, Herz- oder Leberkrankheiten.

1.5 Epidemiologie und Verlauf

Die genaue Häufigkeit bipolarer Störungen ist schwer abzuschätzen. Gründe dafür sind eine hohe Dunkelziffer, ein unscharfer Grenzbereich und diagnostische Mischformen. Nicht selten weisen zunächst unipolar depressiv diagnostizierte Patienten im Lauf der Jahre eine hypomane oder manische Episode auf, was zu einer Änderung der Diagnose in eine bipolare Störung führt. Auch wird die Häufigkeit gemischter Episoden mit bis zu 40 % angegeben (Laux 2011b).

Nach verschiedenen Untersuchungen liegt eine Bipolar-I-Störung bei ca. 1 % der Bevölkerung vor, eine Bipolar-II-Störung bei 1,5-3 %. Für das bipolare Spektrum wird eine Lebenszeitprävalenz[4] von ca. 6 % angegeben. In den letzten Jahren werden zunehmend auch leichte hypomane Zustände bei der Diagnosestellung berücksichtigt und deshalb die Häufigkeit nach oben korrigiert; dann ergibt sich eine Punktprävalenz[5] des bipolaren Spektrums von 3-5 % (Laux 2011b).

Das durchschnittliche Ersterkrankungsalter liegt insgesamt bei 18-25 Jahren, bei der Bipolar-I-Störung bei 24 Jahren und bei der Bipolar-II-Störung bei 30 Jahren (Laux 2011b).

4 Lebenszeitprävalenz ist der Prozentsatz der Menschen, bei denen irgendwann im Leben die Diagnose einer Erkrankung gestellt werden kann.

5 Punktprävalenz ist der Prozentsatz der zum Untersuchungszeitpunkt als krank diagnostizierten Individuen in der Bevölkerung.

Bipolare Störungen verlaufen periodisch rezidivierend. Traumatisierungen in der Kindheit und Jugend spielen für den Verlauf eine wichtige Rolle. Bei ca. 70 % der Patienten beginnt die Störung mit einer depressiven Episode. Die Dauer der depressiven oder manischen Episoden liegt im Median bei 4-5 Monaten. Bei etwa 15-20 % der Patienten treten mindestens vier manische oder depressive Episoden in einem Jahr auf; man bezeichnet diese Verlaufsform als *Rapid Cycling*. Etwa 25-50 % unternehmen im Lauf ihres Lebens Suizidversuche, 15 % einen Suizid. Häufig werden bipolare Patienten vorzeitig berentet; bei einer Untersuchung war die Hälfte mit 46 Jahren in Rente (Laux 2011b).

2 Klassische Konzepte zu bipolaren Störungen

2.1 Historische Erklärungsmodelle

Psychische Krankheiten wurden in früheren Kulturen unter anderem auf böse Geister oder auf eine Strafe Gottes für verbotene Taten zurückgeführt.

Im antiken Griechenland herrschte die von Hippokrates (460-370 v. Chr.) entwickelte Lehre von den vier Säften vor: Blut, Schleim, gelbe und schwarze Galle. Melancholie (abgeleitet von Altgriechisch »melaina chole« = schwarze Galle) wurde auf ein Übermaß an schwarzer Galle zurückgeführt. Die Manie (Altgriechisch »Mania« = Raserei, Wut, Wahnsinn) wurde von Hippokrates als fieberhafte Geistesstörung angesehen. Manie und Melancholie bezeichneten im Altertum verschiedene Aspekte auffälliger Geistesverfassung (Laux 2011a).

Der griechische Arzt Galen (ca. 130–200 n. Chr.) beschrieb viele Typen melancholischer Gestimmtheiten; das Übermaß an schwarzer Galle musste durch eine Phlebotomie (operative Eröffnung einer Vene) oder durch Katharsis (Reinigung, geistig-seelische Läuterung) eliminiert werden. Im späten Mittelalter wurde die somatische Erklärung der Melancholie aufgegeben, und man nahm eher astrologische Einflüsse und die Macht böser Dämonen an. Menschen, die man heute z. B. als bipolar, manisch oder depressiv diagnostizieren würde, wurden als vom Teufel Besessene gesehen und als Hexen verbrannt (Mora 1990).

Anfang des 20. Jahrhunderts bemühte sich Emil Kraepelin (1856-1926), umschriebene klinische Syndrome zu beschreiben. So grenzte er das »manisch-depressive Irresein« von der damals als »Dementia praecox« bezeichneten Schizophrenie ab. Zunehmend setzten sich dann die Bezeichnungen »manisch-depressive Psychose« oder »manisch-depressive Krankheit« durch, die zeitweise synonym mit dem Begriff »Zyklothymie«[6] verwendet wurden (Laux 2011a).

6 In der ICD-10 hat die Diagnose »Zyklothymia« eine andere Definition und ist nur

In einem größeren philosophischen und anthropologischen Rahmen beschreibt der Schweizer Psychiater und Psychoanalytiker Ludwig Binswanger (1881–1966) Geisteskrankheiten als »Weisen des Missglückens oder Misslingens des menschlichen Daseins« (Binswanger 1956, S. 237 f.) und die Manie als defizitäre Lebensform, als »manische Art des Menschseins« (Binswanger 1933, S. 106).

2.2 Das psychiatrische Störungsmodell und klassische Therapieformen

2.2.1 Das psychiatrische Krankheitsmodell

Seit die Medizin psychische Störungen als Krankheiten einstufte, fokussierte die psychiatrische Forschung auf die Untersuchung von organischen oder psychischen Defiziten und entwickelte Krankheitstheorien, bei denen Funktionsdefizite als Erklärung der psychischen Störung im Mittelpunkt stehen. Insbesondere die dominierende biologische Forschung sucht unter der Annahme einer linearen Kausalität nach neurobiologischen Ursachen psychischer Störungen.

In der heutigen Psychiatrie herrschen neurobio-psychosoziale Krankheitsmodelle auf der Basis des Vulnerabilitäts-Stress-Modells (Zubin a. Spring 1977) vor (zum Folgenden s. Laux 2011b). Trotz vieler Forschungsergebnisse konnte allerdings noch kein Modell die gesamten Befunde bei bipolaren Störungen in Zusammenhang stellen und ein ganzheitliches Bild ermöglichen. Neben genetischen Veränderungen fand sich eine Reduktion von Nervenzellen in bestimmten Gehirnarealen, Veränderungen der Neurotransmittersysteme, der Stresshormone und Schilddrüsenhormone, der Entwicklungsprozesse der Nervenzellen und des zirkadianen Rhythmus von Hormonen, Körpertemperatur und Herzfrequenz.

Genetische Faktoren werden angenommen. Verwandte 1. Grades bipolar Erkrankter haben ein 7- bis 10-fach erhöhtes Erkrankungsri-

leichteren Formen des bipolaren Spektrums vorbehalten, s. o. Abschnitt 1.3.

siko. Bei eineiigen Zwillingen fand sich eine Konkordanzrate von ca. 80 %. Bipolare Patienten haben auch in psychisch ausgeglichenem Zustand schlechtere neuropsychologische Leistungen; kognitive Defizite wurden bei über 75 % in verbalem Lernen, Daueraufmerksamkeit, Wahlreaktionen und Gedächtnis gefunden.

An Persönlichkeitsfaktoren scheint ein hyperthymes[7] oder hypomanisches Temperament zugrunde zu liegen. Typ-A-Verhaltensmuster[8] kommen bei bipolaren Patienten häufiger vor als bei unipolar Depressiven. Stressoren spielen eine Rolle als Auslöser bei depressiven und manischen Episoden. Ein sexueller Missbrauch in der Kindheit ist gehäuft und dann mit Suizidalität im Erwachsenenalter und einem ungünstigen Verlauf korreliert.

2.2.2 Psychiatrische Therapieformen

Die klassische psychiatrische Therapie bipolarer Störungen erfolgt im Wesentlichen durch Psychopharmaka (vgl. zum Folgenden Laux 2011b). Unterschieden wird prinzipiell zwischen Akutbehandlung, nachfolgender Stabilisierungsphase und Rezidivprophylaxe.

Die Behandlung der *akuten Manie* ist meistens nur stationär in der Klinik möglich, evtl. mit richterlicher Einweisung. Es werden vor allem Neuroleptika (Medikamente, die gegen psychotische Symptome und Anspannung wirken) eingesetzt, zum Beispiel Haloperidol, Olanzapin, Quetiapin, Risperidon, Ziprasidon oder Aripiprazol. Sie wirken rasch und blockieren oder hemmen die Übertragung von Information zwischen Nervenzellen, die durch den Botenstoff Dopamin vermittelt wird. Zur Akutbehandlung können auch das Metall Lithium, die Antiepileptika Carbamazepin oder Valproat oder ein Benzodiazepin (eine Gruppe angstlösender Beruhigungsmittel), z. B. Diazepam oder Clonazepam, gegeben werden.

7 Hyperthym heißt überaktiv, leicht erregbar, aber in geringerem Ausmaß als bei hypomanischem Verhalten.

8 Typ-A-Menschen sind aggressiv, wettbewerbs- und arbeitsorientiert, ungeduldig und stets in Eile. Typ-A-Verhalten erhöht das Risiko, an einer koronaren Herzkrankheit zu erkranken.

Eine *depressive Episode* bei bipolarer Störung (bipolare Depression) wird mit Stimmungsstabilisierern (Mood Stabilizer), Antidepressiva und atypischen Neuroleptika, v. a. Quetiapin, behandelt. Als Stimmungsstabilisierer besitzt das Antiepileptikum Lamotrigin auch eine antidepressive Wirkung. Ob die Zugabe von Antidepressiva einen zusätzlichen Nutzen bringt, ist umstritten. Das Risiko, dass die Depression in eine Manie umschlägt, kann unter manchen Antidepressiva (v. a. trizyklischen Antidepressiva) erhöht sein. Psychotische Depressionen werden mit einer Kombination von Stimmungsstabilisierer, Antidepressivum und Neuroleptikum behandelt. In seltenen therapieresistenten Fällen wird eine Elektrokonvulsionstherapie (Elektrokrampftherapie) eingesetzt; dabei werden in Kurznarkose epileptische Anfälle ausgelöst durch Applikation von Strom über am Kopf angelegte Elektroden.

Nach Abklingen der akuten Symptome werden in der *Stabilisierungsphase* die Medikamente in voller Dosierung über einen Zeitraum von 6–12 Monaten beibehalten.

Nach zwei Krankheitsphasen wird eine Langzeittherapie zur *Rezidivprophylaxe* begonnen. An erster Stelle steht eine Behandlung mit Lithium, dessen Blutspiegel mit regelmäßigen Laborkontrollen überwacht werden muss. Alternativ kommen die Antiepileptika Lamotrigin, Carbamazepin oder Valproat infrage.

Zur Verbesserung der »Krankheitseinsicht« und der medikamentösen Compliance wird eine *Psychoedukation* empfohlen. Dabei wird das medizinische Krankheitsmodell in Gruppenprogrammen vermittelt und an der Verbesserung der Medikamentencompliance, der Erkennung von Frühwarnzeichen und der Verbesserung der Selbsteffektivität der Patienten gearbeitet.

2.3 Anthropologische Erklärungsmodelle und Interventionsansätze

Anthropologisch orientierte Modelle befassen sich mit dem Wesen des Menschen und dem subjektiven Erleben der Betroffenen. Ein Krankheitsmodell soll

> »die grundsätzlich tragische Existenz des Menschen in seinem Bemühen um Individualität und persönlichen Spielraum erfassen, das Dasein des Menschen in einer Realität von Mängeln, in den sozialen Bezügen, aber auch aller anderen Begrenztheit seiner Existenz bis hin zur Tatsache seiner Sterblichkeit« (Meißel 2004, S. 267).

Depression und Manie werden als Teil eines Entwicklungsprozesses verstanden. Das Schwanken zwischen zwei Polen gehört aus anthropologischer Sicht zum Wesen des Lebens.

> »Erst der Spielraum zwischen (mindestens) zwei Polen bietet Freiheit eine Chance« (Bock u. Koesler 2004, S. 219).

Vergleichbar mit dem Wechsel der Tageszeiten oder Jahreszeiten sind auch Schwankungen von Stimmung und Antrieb normal und verstehbar. Depression und Manie werden als extreme Ausprägungen dieser Pole gesehen. Das depressive und manische Verhalten spielt sich meistens in einer Partnerschaft ab. Man kann auf eine Störung in der Entwicklung partnerschaftlicher Beziehungen schließen, wenn der Betroffene nur mit manischen Verhaltensweisen Distanz schaffen oder nur mit depressiven Symptomen Nähe erreichen kann.

Die Depression kann als verzweifelte Traurigkeit interpretiert werden. Der Depressive

> »trauert und versucht zugleich der Trauer zu entkommen. Er flieht in eine Leere, in eine Distanz von sich selbst, die aber die eigene Verzweiflung umso mehr nährt, je größer der Abstand wird« (Bock u. Koesler 2004, S. 220).

Wenn der Betroffene eine Depression als uferlos erlebt, kann ihm die Flucht nach vorn in eine Manie als Lösung bleiben.

Aber auch in der Manie ist er nur »verzweifelt glücklich« (a. a. O., S. 220). Weil es an Selbstbewusstsein und das Selbstwertgefühl mangelt, gelingt Widerstand gegen Fremdbestimmung oft nur in der Manie. Wenn die manische Aktivität in eine Erschöpfung führt, kann ein Absturz in einer Depression resultieren.

Die Therapie zielt darauf ab, den Betroffenen in seinem Wesen zu verstehen und ihm zu ermöglichen, ungewöhnliche Wünsche in den Lebensalltag zu integrieren, anstatt sie in der Manie auszuleben. Wegen des mangelnden Selbstwertgefühls ist eine respektvolle Haltung gegenüber dem Betroffenen besonders wichtig. Bock u. Koesler (2004) empfehlen ein Gruppensetting, damit sich die Patienten gegenseitig helfen können; in diesem Rahmen können sie ihre bisherigen Lösungsstrategien, die dem Alles-oder-nichts-Prinzip folgen, reflektieren und bessere Lösungswege finden; das Gespräch mit anderen kann Hoffnung geben und erfahrbar machen, dass die Depression oder Manie endlich sind und die Störung einen phasenhaften Charakter hat; in der Gruppe kann auch das depressive Muster der erlernten Hilflosigkeit unterbrochen werden.

> »Therapie muss durch die Phasen begleiten, braucht den Spiegel jeweils einer Seite, braucht die Suche nach dem auslösenden Konflikt, um dann zu entdecken, dass längst nicht jede Subdepression zur Depression, längst nicht jede Hypomanie zur Manie führen muss. Der Spielraum ist größer, als alle Beteiligten bisher denken. Die Erkrankung ist phasisch, auch wenn die Bewegung manchmal nicht spürbar ist. Wie klein muss der erste Schritt sein, um den Erfolg unvermeidlich zu machen? Wie lange kann ich steuern, ab wann ›geht die Post ab‹?« (Bock 2004, S. 560).

Die Angehörigen sollen in die Therapie einbezogen und unterstützt werden. Sie leben in einem Spannungsfeld zwischen Nähe und Distanz (Bock 2004). Sie müssen sich immer wieder mit der Frage auseinandersetzen, wie viel Nähe sie zu dem Betroffenen zulassen können und wie viel Distanz sie brauchen.

2.4 Verhaltenstherapeutische Erklärungsmodelle und Interventionsansätze

Verhaltenstherapeutische Erklärungsmodelle (zum Folgenden vgl. Hautzinger u. Meyer 2011; Meyer u. Hautzinger 2013) betonen eine multifaktorielle Genese bipolarer Störungen. Eine Instabilität oder Dysregulation biologischer Prozesse wird als Kernproblem gesehen.

> »Durch interne und externe Auslöser wird ein neurobehaviorales System aktiviert, das für die Steuerung und Aufrechterhaltung motivationaler und damit zusammenhängender Prozesse zuständig ist. Als externe Auslöser

> können z. B. berufliche Veränderungen, Konflikte, vermehrte Arbeitsbelastung oder ein Transatlantikflug über Zeitzonen hinweg fungieren. Beispiele für interne Trigger sind hohe Leistungsstandards, Attributionen oder Schlafprobleme« (Meyer u. Hautzinger 2013, S. 41 f.).

Wenn das System je nach Situation in Richtung Erhöhung oder Reduktion des Aktivitätsniveaus ausgelenkt ist, stellt sich normalerweise wieder ein homöostatischer Zustand ein. Bei vulnerablen Personen ergibt sich hingegen eine Spirale in die Depression oder Manie.

Nach dem *Modell von Mansell* (Mansell et al. 2007) kann eine positive Bewertung von vermehrter Energie oder verfrühtem Aufwachen zu Verhaltensweisen führen, die die Gefahr einer manischen Entgleisung erhöhen, wie z. B. vermehrte Aktivität und Schmieden von Plänen. Analog können geringe Anzeichen von Müdigkeit oder Motivationslosigkeit in Abhängigkeit von der Bewertung das Risiko einer depressiven Dekompensation erhöhen.

Der *Depression* kann in einem Teufelskreis eine Energielosigkeit und ein Interessensverlust folgen mit dem Ergebnis unerledigter Aufgaben und vernachlässigter Pflichten, danach kommen Schuldgefühle und Gefühle der Wertlosigkeit, was wiederum die Depression verstärkt (Meyer u. Hautzinger 2013, S. 132).

Depressive Menschen halten mit großer Zähigkeit an depressiogenen Grundannahmen fest. Solche Grundannahmen können zum Beispiel sein (Beck 1986, S. 279):

- »Um glücklich zu sein, muss ich bei allem, was ich unternehme, Erfolg haben.«
- »Um glücklich zu sein, muss ich immer von allen Menschen akzeptiert werden.«
- »Wenn ich einen Fehler mache, bedeutet das, dass ich unfähig bin.«
- »Ich kann ohne dich nicht leben.«
- »Wenn jemand anderer Meinung ist als ich, bedeutet das, dass er mich nicht mag.«
- »Mein Wert als Mensch hängt davon ab, was andere von mir denken.«

Diese depressiogenen Grundannahmen führen zu depressiven Verstimmungen. Wenn jemand meint, er müsse von *allen* Menschen akzeptiert werden, um glücklich zu sein, wird er unglücklich sein, weil die Akzeptanz von allen wohl nie eintritt. Ziel der kognitiven Verhaltenstherapie ist eine Korrektur dieser als dysfunktional angesehenen Gedankenprozesse.

Bei der *Behandlung der depressiven Episode* wird mit einer wertschätzenden Haltung eine tragfähige therapeutische Beziehung aufgebaut. In einem »sokratischen Dialog« gelenkter Fragen werden die subjektiven Bedeutungen von Ereignissen erfasst und in einem »empirischen Dialog« immer wieder die negativ verzerrten Wahrnehmungen und Bewertungen an der objektiven Realität überprüft. In kleinen Schritten sollen befriedigende und verstärkende Aktivitäten angeregt werden. Ein Protokoll negativer Gedanken erfasst auslösende Reize und Situationen, Gefühle und Empfindungen, automatische Gedanken, alternative und angemessene Gedanken sowie ein erneutes Gefühlsurteil aufgrund der alternativen und angemessenen Gedanken. Der Patient wird angeleitet, die Gültigkeit seiner dysfunktionalen Schemata immer wieder zu überprüfen und zu besseren Kriterien für seine Selbstbewertung zu gelangen.

Die Erweiterung sozialer Fertigkeiten ist wichtig, weil mangelnde soziale Kompetenzen zur Depression beitragen wie auch Folge eines länger dauernden depressiven Rückzugs sein können. Folgende Problembereiche werden dazu analysiert: Wahrnehmung und Äußern persönlicher Wünsche und Bedürfnisse, Ablehnen unberechtigter Forderungen und Setzen eigener Grenzen, Wahrnehmung und Ausdruck von Ärger, Enttäuschung, Zuneigung, Trauer wie auch ein konstruktiver Umgang mit Kritik. Um auch die nonverbale Ebene einzubeziehen, werden Rollenspiele, systematische Rückmeldung und Verstärkung hilfreicher Verhaltensweisen durchgeführt.

Wenn möglich, sollten die nächsten Angehörigen, meist die Partner, einbezogen werden, weil sich häufig depressiogene Verhaltensmuster beider Partner gegenseitig verstärken; dabei spielen fehlende soziale Kompetenzen der Partner oder vermehrte Aufmerksamkeit für klagendes Verhalten eine Rolle.

Eine Weiterentwicklung der kognitiven Verhaltenstherapie ist die Mindfulness-based Cognitive Therapy for Depression (MBCT) (Achtsamkeitsbasierte kognitive Therapie) (Michalak u. Heidenreich 2005). Dabei werden gruppentherapeutisch Elemente der kognitiven Verhaltenstherapie, wie das Aufzeigen des Zusammenhangs zwischen Gedanken und Gefühlen, mit solchen des »Mindfulness-based Stress Reduction Program« mit kontemplativen und meditativen Methoden kombiniert. Das zentrale Element ist »Mindfulness« (Achtsamkeit). Damit ist eine Aufmerksamkeitslenkung auf den gegenwärtigen Augenblick gemeint mit einer liebevollen und akzeptierenden Zuwendung zu dem, was gerade da ist. Zum Beispiel liegen die Teilnehmer bei der Übung »body scan« auf einer Decke und konzentrieren sich auf ihre einzelnen Körperteile bis zur Wahrnehmung eines Gesamtkörpergefühls. Bei der Atemmeditation wird der Atem achtsam verfolgt. Es sollte ein Transfer auf Routinetätigkeiten des Alltags erfolgen, um diese in einer achtsamen Haltung auszuführen.

Bei dem *Teufelskreis der (Hypo-)Manie* führt die in der Manie vermehrte Energie mit vielen Ideen und geringem Schlafbedürfnis zur Übernahme zusätzlicher Pflichten und Aufgaben, dann zu vermehrtem Selbstvertrauen, Euphorie und wenigem Schlaf, was wiederum die (Hypo-)Manie verstärkt (Meyer u. Hautzinger 2013, S. 138).
Typische »hypomane« Denkfehler sind (a. a. O., S. 128):

- »Sie wollen mich!« (im Bereich Sexualität).
- »Sie [= die anderen] sind so langsam.«
- »Wende dich gleich an die Besten und die Wichtigsten.«
- »Ein bisschen Humor hat noch niemandem geschadet.«
- »Alle sind von meinen Ideen und Plänen begeistert.«
- »Ich brauche keine Medikamente.«
- »Ich weiß es am besten.«
- »Lebe den heutigen Tag, und morgen wird es noch besser.«

Bei der *Behandlung hypomanischer Zustände* ist es oberstes Ziel, das Arbeitsbündnis aufrechtzuerhalten. Der Therapeut sollte Ruhe bewahren, dem Patienten Autonomie zugestehen, ihn reden lassen und das Wort »Manie« oder »Hypomanie« nicht benutzen, bevor der Patient selbst es benutzt. Wenn entsprechende Bereitschaft besteht, können Frühwarnlisten durchgesehen oder Selbstbeobachtung angeraten werden, evtl. mit einer Besprechung der Grenzen bei Selbstüberschätzung des Patienten. Nach Ende der manischen Episode wird analysiert, wie die manische Entgleisung zustande gekommen war.

Es werden dieselben verhaltenstherapeutischen Techniken eingesetzt wie bei unipolaren Depressionen. Ein Stimmungstagebuch fördert die Selbstbeobachtung und hilft beim Selbstmanagement der Störung. »Automatische Gedanken« und »verzerrtes Denken« sollen an der Realität überprüft werden, alternative Erklärungen sollen dann die Kognitionen modifizieren.

Eine *Rezidivprophylaxe* wird über mehrere Monate verteilt und beinhaltet Module zur Motivation und Psychoedukation, Selbstbeobachtung, Identifikation und zum Umgang mit Warnsignalen, zur Besprechung von Aktivitätsniveau und Kognitionen in der Manie und Depression, zum Aufbau zusätzlicher Fertigkeiten und einen Notfallplan. Ziele sind Wissensvermittlung, Identifikation von Auslösern für depressive und manische Phasen und Umgang mit diesen Auslösern, Umgang mit individuellen Kognitionen und Verhaltensweisen im Rahmen von depressiven und manischen Episoden, Stärkung von Ressourcen und Bearbeitung individueller Problembereiche.

2.5 Psychodynamische Erklärungsmodelle und Interventionsansätze

Mentzos (2002) beschreibt die Symptome bipolarer Störungen als Schutz-, Kompensations- und Abwehrmechanismen gegen eine unerträgliche innere Spannung, die durch eine dilemmatische Konstellation zustande kommt. Das vorherrschende Dilemma besteht hier zwischen einer vom Objekt absolut unabhängigen und einer vom Objekt absolut abhängigen Selbstwertigkeit. Die Alternativlösungen pendeln zwischen Gehorsam und Ungehorsam; in der Manie wird das Über-Ich über Bord geworfen, in der Depression unterwirft sich das Ich dem Objekt.

Bei der *Depression* (vgl. Kutter 1983; Reddemann 2000) wird ein ursprünglich traumatisches Erlebnis in der Kindheit angenommen. Wenn im späteren Leben ein wichtiges Ideal-Objekt, z. B. eine wichtige Bezugsperson, durch eine Enttäuschung oder einen realen Verlust nicht mehr zur Verfügung steht, wird das frühkindliche Trauma in der Erinnerung reaktiviert. Um den unerträglichen Zustand des Objektverlusts erträglicher zu machen, erfolgt eine »Abwehr«, bei der das verlorene Objekt, zu dem keine reale Beziehung mehr existiert, in das eigene Ich introjiziert wird. Introjektion bedeutet in der psychoanalytischen Theorie eine Einverleibung, die sich auf Werte und Normen beziehen kann, aber auch auf Objekte, d. h. Menschen oder Bezugspersonen. Die Idee ist, dass ein Mensch, der einen anderen liebt, diesen quasi in sein Ich aufnehmen muss. Durch diese Introjektion werden sowohl Trauer als auch Wut auf das verlorene Objekt vermieden, und die Idealisierung kann aufrechterhalten werden. Das Ich zieht sich von der Umwelt zurück und erlebt einen Zustand von Hilflosigkeit und Ohnmacht. Die durch den Verlust ausgelöste Aggressivität des Über-Ichs (der inneren moralischen Instanz) richtet sich dann gegen das Ich mit der Folge von Selbstanklagen und Selbstentwertungen des Depressiven. Diese Selbstentwertung tritt dann an die Stelle der abgewehrten Trauer und Wut nach dem anfänglichen Objektverlust.

Die Manie wird als antidepressiver Mechanismus angesehen (Mentzos 1996, S. 82). Die Realität wird verleugnet, das Ich aufgebläht oder ein Größen-Selbst mobilisiert. Durch die Verleugnung von Trennung, Objektverlust und Schwund des Selbstwertgefühls wird einer Depression entgegengewirkt.

In der *psychoanalytischen Therapie* (vgl. Mentzos 1996, 2002), die ein bis zwei Mal wöchentlich oder niederfrequent alle drei bis vier Wochen stattfinden kann, soll der Patient vor allem neue Beziehungserfahrungen machen, indem die therapeutische Beziehung trotz der genannten starken Ambivalenz möglich ist und die auch in der Therapie aufkommende Wut des Patienten das Objekt (d. h. den Therapeuten) nicht zerstört und dessen Akzeptanz und Zuwendung erhalten bleibt. Ziel der analytischen Therapie ist primär nicht die Deutung der Symptome, die allenfalls gegen Ende der Behandlung Anwendung finden kann. Durch die neuen Beziehungserfahrungen sollen die Symptome mit der Zeit überflüssig werden.

Bei der Depression zeigt der Therapeut eine vermehrte Zuwendung, Aktivität und emotionale Stützung des Patienten. Der Therapeut deutet die passive Aggressivität des Patienten nicht, versteht sie aber als Möglichkeit, Konflikte und Auseinandersetzungen zu vermeiden, um so in eine hoffnungsvollere Gegenübertragungskonstellation zu kommen (Mentzos 1996, S. 135 ff.).

In der Manie sollte eine positivierende Intervention erfolgen, indem man dem Patienten das eigene Verständnis für die Aufkündigung des Gehorsams und die Revolution gegen das strenge Über-Ich signalisiert, andererseits aber auch auf die Unangemessenheit der Ausprägung dieser Revolution aufmerksam macht (Mentzos 1996, S. 134).

3 Bipolare Störungen aus Sicht der Systemtherapie

3.1 Bipolare Störungen aus Sicht der früheren Systemtherapie (Kybernetik erster Ordnung[9])

3.1.1 Erforschung der Kommunikation in Familien

In der frühen systemischen Ära ab etwa den 50er-Jahren des 20. Jahrhunderts wandte sich eine psychodynamisch orientierte Forschungsrichtung den Beziehungen und Kommunikationsformen innerhalb der Familien zu. Gregory Bateson entwickelte die Double-bind-Hypothese (Bateson 1969a), Watzlawick seine Kommunikationstheorie (Watzlawick, Beavin u. Jackson 1967) und Laing das Konzept der Mystifizierung (Laing 1984). Diese Forschung konzentrierte sich auf Familien mit einem schizophrenen Mitglied, während bipolare Störungen nur eine untergeordnete Rolle spielten. Ein Beispiel für die damalige Forschung ist die Beschreibung von Paradoxien.

> »Die vielleicht häufigste Form, in der sich Paradoxien in zwischenmenschlichen Beziehungen ergeben können, ist die einer Aufforderung zu bestimmtem Verhalten, das seiner Natur nach nur spontan sein kann. Der Prototyp dieser Aufforderungen ist daher: ›Sei spontan!‹ Diese Art von Aufforderung versetzt den Empfänger in eine unhaltbare Situation, da er, um ihr nachzukommen, spontan in einem Kontext von Gehorsam, von Befolgung, also von Nichtspontaneität, sein müsste. Einige Variationen dieses Grundthemas sind:

- ›Du solltest mich lieben.‹
- ›Ich möchte, dass du mich mehr beherrschst.‹
  (Forderung einer Frau an ihren passiven Gatten.)

9 Kybernetik ist die Wissenschaft der Steuerung und Regelung. Die Kybernetik erster Ordnung strebt objektive Aussagen über Systeme und ihr Verhalten an, während die Kybernetik zweiter Ordnung als »Kybernetik der Kybernetik« das System beobachtet, das aus dem beobachteten System und dem Beobachter besteht (Simon, Clement u. Stierlin 2004, S. 196 f.).

- ›Es sollte dir ein Vergnügen machen, mit den Kindern zu spielen – wie anderen Vätern.‹
- ›Sei nicht so gehorsam!‹ (Eltern zu ihrem Kind, das sie für zu nachgiebig halten.)
- ›Du weißt, dass es dir freisteht zu gehen; kümmere dich nicht, wenn ich zu weinen beginne.‹ (Aus einem Roman von W. Styron.)« (Watzlawick, Beavin u. Jackson 1967, S. 184).

Die in dieser Zeit vorherrschende Kybernetik erster Ordnung ging von objektiv beschreibbaren Merkmalen und Prozessen sozialer Systeme aus. Die psychische Störung eines Familienmitglieds wurde als Ausdruck gestörter familiärer Strukturen oder Kommunikationen gesehen. Ziel der Familientherapie war eine Verbesserung der Struktur und Funktion der Familie. Als vorherrschende Richtungen entwickelten sich die strukturelle und die strategische Familientherapie.

3.1.2 Die strukturelle Familientherapie

Die von Minuchin (1977) in der zweiten Hälfte des 20. Jahrhunderts entwickelte *strukturelle Familientherapie* geht davon aus, dass jede Familie eine passende Struktur mit entsprechenden inneren und äußeren Grenzen braucht. Probleme entstehen, wenn diese Struktur nicht stimmt. Die Therapie zielt darauf ab, bessere Strukturen, insbesondere notwendige Grenzen, herzustellen.

Die Therapie basiert auf drei Axiomen: Erstens sei das seelisch-geistige Leben eines Individuums nicht ausschließlich ein interner Vorgang; es beeinflusse seine Umgebung und werde von ihr beeinflusst; zweitens würden Veränderungen der familialen Struktur zu Veränderungen im Verhalten und in den innerpsychischen Prozessen der Familienmitglieder beitragen; drittens werde auch das Verhalten des Therapeuten Teil des betreffenden Kontextes, sodass ein neues System, das therapeutische System, gebildet werde (a. a. O., S. 22).

Nicht eine individuelle Diagnose (wie z. B. bipolare Störung) leitet die Therapie, sondern die Familiendiagnose. Minuchin entwickelte ein von der Betrachtung der Familie als System abgeleitetes Schema von der Funktionsweise der Familie. Nach seiner Vorstellung muss es eine Machthierarchie in der Familie geben, in der Eltern und Kinder jeweils unterschiedliche Autorität besitzen. Auch muss ein ausgewogenes Verhältnis hinsichtlich der Funktionen vorhanden sein; Mann und Frau müssen ihre gegenseitige Abhängigkeit akzeptieren und als Team zusammenarbeiten. Interaktionsmuster werden von den gegenseitigen Erwartungen der Familienmitglieder geprägt. Bei Abweichungen von den bewährten Mustern werden unter der Annahme einer Familienloyalität Manöver in Gang gesetzt, die Schuldgefühle auslösen. Ein Familiensystem differenziert sich in Subsysteme, wie Mann und Frau, Geschwister oder Mutter und Kind. Jedes Individuum gehört verschiedenen Subsystemen an und besitzt in ihnen jeweils unterschiedliche Macht und Fertigkeiten. So kann eine Frau in verschiedenen Subsystemen Mutter, Tochter, Schwester oder Tante sein und hat in diesen Subsystemen jeweils unterschiedliche Macht und Tätigkeiten auszuüben, wie z. B. Erziehung ihrer Tochter, Pflege ihrer Mutter usw. Die Grenzen eines Subsystems haben als Regeln die Funktion, die Differenzierung des Systems zu beschützen. Sowohl diffuse als auch starre Grenzen können in der Familie zu Problemen führen, auf die ein Mitglied, der sogenannte identifizierte Patient oder »Indexpatient«, mit Symptomen reagiert.

In der Therapie schließt sich der Therapeut der Familie an, um sie neu zu strukturieren, indem er neue Grenzziehungen anregt.

Minuchin beschreibt sieben Kategorien neustrukturierender Manöver (a. a. O., S. 167):

Bei der *Inszenierung transaktionaler Muster* gibt der Therapeut klare Instruktionen, z. B.: »Sprechen Sie mit Ihrem Vater über dieses Thema.« Dann kann der Therapeut die Familienmitglieder in Aktion beobachten. Um die intrafamiliale Kommunikation in der Sitzung anzuregen, kann der Therapeut verlangen, dass die Familienmitglieder miteinander reden, und er kann sich selbst weigern, auf eine Anrede hin zu antworten; oder er kann den Raum verlassen, um die Familie durch den Einwegspiegel zu beobachten.

Durch eine Veränderung der Sitzordnung in der Therapie können in der Familie Nähe und Distanz verändert und *Grenzen gezogen* werden.

Der Therapeut kann in der Familie *Stress induzieren*, indem er gewohnte Kommunikationskanäle blockiert und anweist, wer in der Familie auf welche Fragen zu antworten hat. Unterschiede und verborgene Konflikte können angesprochen und damit sichtbar gemacht werden. Der Therapeut kann eine Veränderung bewirken, wenn er sich vorübergehend einem Familienmitglied oder Subsystem anschließt.

Aufgaben können sich auf die Sitzung beziehen, z. B.: »Ich möchte, dass Sie sich neben Ihre Frau setzen und ihre Hand nehmen, sobald Sie glauben, dass sie Angst hat.« Hausaufgaben sollen eine Veränderung der Familienstruktur anregen, wie z. B.: »Die ältere Tochter soll ihr Zimmer dreimal wöchentlich für mehrere Stunden geschlossen halten.«

Durch Aufgaben kann das *Symptom* heruntergespielt oder übertrieben werden.

Der Therapeut kann sich auf die vorherrschende *Gemütslage* in der Familie einstimmen oder sie selbst übertreiben, indem er sich zum Beispiel in einer Familie mit einer strengen Mutter noch aggressiver gegenüber den Kindern zeigt, um die Mutter zu einem sanfteren Umgang zu zwingen.

Wenn Eltern ihrer *erzieherischen Aufgabe* nicht gerecht werden, kann der Therapeut diese Funktionen vorübergehend übernehmen und beispielhaft vorführen als Modell für die Eltern.

Die 18-jährige S., Einzelkind, war vor einem halben Jahr bei dauerndem Streit mit den Eltern depressiv geworden. Dann wurde sie überaktiv, schlief kaum und gab an, jetzt gehe es ihr sehr gut, sie denke, dass sie andere heilen und mit ihrer positiven Energie beeinflussen könne; Bilder hätten eine besondere Bedeutung für sie; sie sei auch in ihre Lehrerin verliebt, diese würde das sicher spüren. Die Mutter berichtete, dass sie wohl vor einem Bild in einem Museum geweint und gesagt habe, sie hätte ein Licht gesehen; sie rede oft »wirr« und habe in den letzten 2 Wochen sehr wenig geschlafen. Von den Eltern wurde sie zum Psychiater gebracht, wo sie sich distanzlos verhielt und durch einen ausgeprägten Rededrang und beschleunigtes und sprunghaftes Denken auffiel.

Würde diese Familie zur Therapie kommen, wäre eine enge Koalition zwischen überfürsorglicher Mutter und Tochter bei ausgeschlossenem Vater zu beobachten. Aus Sicht der strukturellen Familientherapie könnte dieses Muster gestört werden, indem der Therapeut S. einen Sitzplatz zwischen ihm und dem Vater, entfernt von der Mutter, anbieten würde. Er könnte ihren Rededrang durch eine bevorzugte Unterhaltung mit dem Vater unterbrechen. Die schwache Position des Vaters könnte gestärkt werden, wenn der Therapeut Ähnlichkeiten zwischen dem Vater und sich selbst betonen würde: Beide sind gleich alt, haben das gleiche Hemd an und dasselbe Hobby. Das könnte Einfluss auf die Symptomatik haben, weil nach der Theorie der strukturellen Familientherapie die alte Familienstruktur mit schwachem Vater zur Symptomatik beigetragen haben könnte. Die neuere Systemtheorie verzichtet allerdings auf solche einseitigen Kausalhypothesen.

3.1.3 Die strategische Familientherapie nach dem Mailänder Modell

Das frühe Modell der Mailänder Gruppe um Mara Selvini Palazzoli ist der *strategischen Familientherapie* zuzuordnen. Ausgehend von tiefenpsychologischen Prämissen, entwickelten sie ein Modell psychotischer Störungen und beschäftigten sich dabei vor allem mit Essstörungen und Psychosen. Sie fassten die familiäre Kommunikation und das symptomatische Verhalten als Spiel auf. In der Familientherapie galt es, Strategien zu entwickeln, um dieses Spiel zu stören und neue Impulse für Veränderungen zu setzen. Die Therapeuten zeigten eine autoritäre Haltung und wollten die Familie mit ihrer Kompetenz und Fragetechnik blenden, um damit ihre Interventionen wirksamer zu gestalten. Sie entwickelten paradoxe Interventionen (Selvini Palazzoli et al. 1975), ritualisierte Verschreibungen (Selvini Palazzoli et al. 1979) und die zirkuläre Fragetechnik (Selvini Palazzoli et al. 1981).

Würde die Familie der oben erwähnten 18-jährigen S. sich an einen strategischen Familientherapeuten wenden, würde dieser eine Grenzziehung zwischen den Generationen durch strategische Manöver anregen. Bei der »unveränderlichen Verschreibung« (Selvini Palazzoli et al. 1992) würden die Therapeuten zur ersten Sitzung neben S. und ihren Eltern auch die Großeltern einladen. Sie würden die erste Sitzung dann mit den Worten beenden: »Normalerweise sind wir am Ende der ersten Sitzung in der Lage zu sagen, ob wir zu einer Familientherapie raten oder nicht. In diesem Fall jedoch sind wir noch zu keinem definitiven Schluss gelangt. Daher ist ein weiteres Treffen notwendig, zu dem wir nur S. und ihre Eltern erwarten.« Damit würden sie eine Grenze um die Kernfamilie ziehen. Nach der zweiten Sitzung würden sie eine Familientherapie für angezeigt erklären und eine weitere Grenze ziehen – jetzt zwischen den Generationen –, indem sie zur dritten Sitzung die Eltern allein ohne S. einladen würden. Am Ende der dritten Sitzung würden sie den Eltern Stillschweigen über alles verordnen, was in der Sitzung geschieht. »Etwa eine Woche nach dieser Sitzung beginnen Sie damit, abends einige Male auszugehen. Zu Hause hinterlassen Sie lediglich einen Zettel auf dem Küchentisch mit folgenden Worten: ›Wir sind heute Abend nicht zu Hause.‹ Sollte S. fragen, wo um alles in der Welt Sie gewesen sind und was Sie in der Zeit gemacht haben, so antworten Sie in ruhigem Ton: ›Das sind Dinge, die nur uns beide etwas angehen.‹« Die damit zwischen den Generationen gezogene Grenze würde in den folgenden Sitzungen noch verstärkt durch die Verschreibung von längeren Abwesenheiten in Form von Wochenendausflügen mit ein oder zwei Übernachtungen.

3.1.4 Die frühen systemischen Ansätze aus heutiger Sicht

In der Phase der Kybernetik erster Ordnung wurden familiäre Muster beschrieben und das Denken für psychosoziale Zusammenhänge geöffnet. Verhaltensweisen der Familienmitglieder und familiäre Strukturen wurden analysiert und nach bestimmten Normen als gut oder schlecht klassifiziert. Die implizite Tendenz, die Familie als Verursacherin der psychischen Krankheit zu sehen, führte zu empörten Reaktionen von Angehörigenbewegungen vor allem in den USA. In der therapeutischen Situation bestand ein starkes Machtgefälle zwischen den autoritär handelnden Therapeuten, die die Definitionsmacht über richtig und falsch für sich beanspruchten, und den Klienten.

Diese frühen systemischen Ansätze wurden in der Folgezeit hinterfragt und weiterentwickelt. Während die frühen Systemiker davon ausgingen, die Wahrheit über die Entstehung psychischer Störungen zu suchen und schließlich zu finden, wurden sowohl der Krankheitsbegriff als auch die prinzipielle Möglichkeit der Wahrheitsfindung in der von Ernst von Glasersfeld (1997) entwickelten Theorie des *radikalen Konstruktivismus* infrage gestellt. Danach können wir die Realität nie voll erfassen; unsere Vorstellungen werden vom Gehirn aus den Sinneseindrücken konstruiert und können nur mit anderen Vorstellungen verglichen werden, nie mit der Realität selbst. Mit diesen Vorstellungen, den sogenannten Wirklichkeitskonstruktionen, wird in der modernen systemischen Therapie gearbeitet.

Die Wirklichkeitskonstruktionen sind quasi »Geschichten«, die über bestimmte Phänomene, wie z. B. Symptome, erzählt werden. Sie vermitteln auch die Bedeutung, die diesem Verhalten gegeben wird, z. B. gestört oder krank. Mit narrativen Methoden werden dann zusammen mit den Klienten neue und hilfreichere Geschichten, d. h. Narrative, konstruiert. Eine kooperative therapeutische Kommunikation löst damit den früheren autoritären Therapiestil ab.

Dennoch bleiben die Beobachtungen der familiären Kommunikationsmuster aus der frühen systemischen Ära auch heute noch wertvoll. Sie können zur Hypothesenbildung benutzt und als Narrativ der Familie angeboten werden, um neue Impulse für bessere familiäre Lösungen zu geben. Auch mag hin und wieder eine paradoxe Aufgabe oder eine ritualisierte Verschreibung hilfreich sein, wenn die Intervention dem Patienten als eine von verschiedenen möglichen Aufgaben angeboten wird, sodass er selbst letztendlich über die Durchführung mitentscheiden kann.

3.2 Bipolare Störungen aus Sicht der modernen Systemtherapie (Kybernetik zweiter Ordnung)

3.2.1 Die Kybernetik zweiter Ordnung

Während in der früheren systemischen Therapie mit der *Kybernetik erster Ordnung* objektive Aussagen über soziale Systeme angestrebt wurden, erweitert die moderne Systemtheorie den Beobachtungsrahmen und betrachtet das System, das aus dem beobachteten System sowie dem Beobachter besteht. Sie untersucht insbesondere die Rolle und den Einfluss des Beobachters (vgl. v. Foerster 1999). Man spricht dann von einer *Kybernetik zweiter Ordnung* (Simon, Clement u. Stierlin 2004, S. 196 f.). Mit der Kybernetik zweiter Ordnung wird die Vorstellung aufgegeben, es gäbe beobachterunabhängige objektive Merkmale und Prozesse eines von außen beschreibbaren Systems. Vielmehr werden die Unterscheidungen des Beobachters thematisiert.

3.2.2 Eine systemische Annäherung an bipolare Störungen

Die Systeme des Lebens

Nach der Systemtheorie Luhmanns (1984) können im menschlichen Leben folgende Systeme unterschieden werden: Das biologische System umfasst den Körper, die Nervenzellen, das Gehirn; das psychische System sind das Bewusstsein, die Gedanken und Gefühle; das soziale System besteht aus Kommunikation und Verhalten (Abb. 1). Diese drei

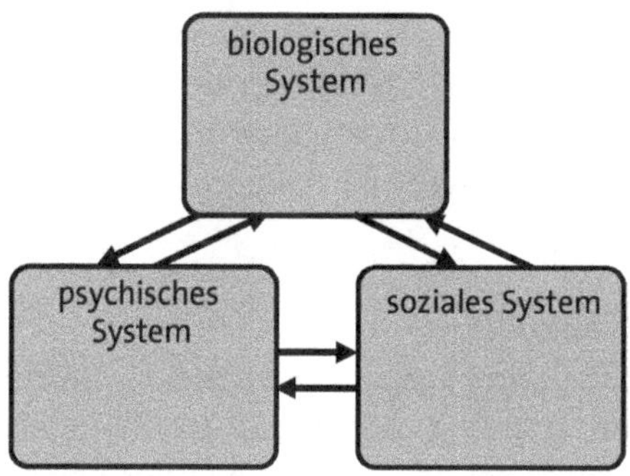

Abb. 1: Die Systeme des menschlichen Lebens (modifiziert nach Retzer 2011, S. 981)

Systeme sind in einer Koevolution entstanden und nicht isoliert voneinander denkbar. Sie sind durch vielfältige Rückkopplungsprozesse, d. h. kybernetisch (v. Foerster 1999) miteinander verflochten. Für solche Systeme, die sich in einer sich dauernd verändernden Umwelt dadurch stabilisieren, dass sie sich selbst organisieren und mit der

Umwelt weiterentwickeln, prägte Maturana (1982) den Begriff autopoietische Systeme. Autopoietische Systeme produzieren und reproduzieren die Elemente, aus denen sie bestehen, durch diese Elemente selbst: Biologische Systeme bestehen aus Zellbausteinen bzw. Zellen und bilden wiederum Zellbausteine und Zellen; psychische Systeme bestehen aus Bewusstsein, Gedanken und Gefühlen und bilden neue Gedanken und Gefühle; soziale Systeme, wie die Familie oder die Gesellschaft, bestehen aus Kommunikation, die zu weiterer Kommunikation führt und sich so aufrechterhält. Soziale Systeme bestehen nach Luhmann also nicht aus Menschen; so ist es für das soziale System Familie unwichtig, ob die Tochter ein Muttermal (das wäre das biologische System, der Körper) am Rücken hat; es wird nur dann wichtig, wenn die Tochter ihre Angst vor Hautkrebs äußert und es so in die Kommunikation einbringt.

Luhmann (1984, S. 286 ff.) beschreibt die Beziehung zwischen diesen Systemen, die wechselseitig füreinander zur Umwelt gehören und sich gegenseitig Komplexität zur Verfügung stellen, als »Interpenetration«. Sie können einander irritieren; das irritierte System reagiert auf diese Irritation aber immer nach seinen eigenen Gesetzmäßigkeiten. Sie stabilisieren sich durch zirkuläre Prozesse, durch Rückkopplungen.

Störung und Krankheit

Nach dem üblichen Sprachgebrauch bedeutet »Störung« eine Abweichung vom erwarteten Normalzustand. Die Feststellung einer »Störung der Gefühlslage« setzt somit die Definition eines Normalzustands voraus und wird von einem Beobachter vorgenommen; das kann der Betroffene selbst, ein Angehöriger oder ein Arzt sein. Wenn der Betroffene selbst eine »Störung«, z. B. im Sinne einer »unangemessenen Euphorie mit vermehrtem Antrieb« oder einer »depressiven Stimmungslage mit vermindertem Antrieb« bei sich beschreibt, beobachtet das psychische System (Bewusstsein, Gedanken und Gefühle) sich selbst und stellt einen veränderungsbedürftigen Zustand fest, der aus dem psychischen System selbst kommen muss: »Die Gefühlslage ist nicht in Ordnung« (vgl. Lieb 2014, S. 32). Eine solche Feststellung des psychischen Systems, sich selbst als gestört zu sehen, kann gemacht werden, wenn die biologischen oder sozialen Ressourcen nicht ausreichen, ein Problem in den Bezügen zur Umwelt zu lösen, also auf eine Veränderung zu reagieren; dann könnte eine mögliche Folgerung lauten: »Wenn ich das Problem nicht lösen kann, muss ich wohl selbst gestört sein.«

> »Ganz im Sinne seiner jeweiligen Eigenlogik reagiert ein System mit dem, was im Nachtrag als Störung bezeichnet wird, auf Veränderungen in seiner Umwelt, ggf. auch auf solche in sich selbst. Jede Störung ist demnach eine strukturdeterminiert angemessene Antwort auf eine vorausgehende Verstörung, die es zu bewältigen gilt« (a. a. O., S. 127).

Wird nun Hilfe im Gesundheitssystem gesucht, so wird die zeitweise »unangemessene Euphorie« und zeitweise »depressive Stimmungslage« mit dem Etikett »bipolare affektive Störung« versehen und als Krankheit erklärt mit einer »Funktionsstörung« im psychischen oder biologischen System, weil in beiden Systemen Abweichungen von einer definierten Norm vorliegen. Diese Zuschreibung und Erklärung macht Sinn, denn damit eröffnet sich in unserer Gesellschaft der Zugang zu einem umfangreichen sozialen, medizinischen und psychotherapeutischen Hilfesystem. Das ursprüngliche Problem, auf veränderte Umweltbedingungen zu reagieren, kann nun mit Unterstützung des Gesundheitssystems in einem anderen Kontext angegangen werden. Damit bleibt ein verändertes, aber in sich geschlossenes Gedankengebäude erhalten, an das sich folgerichtige neue Gedanken anschließen können, d. h., die Autopoiese des psychischen Systems kann sich fortsetzen.

»Unter systemtheoretischer Perspektive meint dann psychische Störung oder Krankheit den Prozess, der die besonderen Operationen und Verhaltensweisen umfasst, die das psychische System im Sinne von Selbsthilfemechanismen einsetzt, um seine durch prekäre Kontextbedingungen gefährdete autopoietische Reproduktion aufrechtzuerhalten« (Schleiffer 2013, S. 16).

Dafür bietet die Medizin ein entsprechendes Repertoire an Diagnosen an. Diagnosen beinhalten *Beschreibungen und Erklärungen* für bestimmte Phänomene und sind nicht die Phänomene selbst. Die Beschreibung wird in den jeweiligen Diagnosekriterien des ICD-10 aufgelistet; die konventionelle medizinische Erklärung ist eine Funktionsstörung, d. h., aus den manischen Verhaltensweisen wird geschlossen, dass der Betroffene ein »normales« Verhalten nicht zeigen *kann*. Die alternativ denkbare Erklärungsmöglichkeit, dass er ein »normales« Verhalten nicht zeigen *will*, weil er gute Gründe dafür hat oder entsprechende Alternativen nicht kennt, ist nicht Bestandteil der klassischen medizinischen Theorie.

Systemtheoretisch wird hingegen unter Bezug auf den radikalen Konstruktivismus (v. Glasersfeld 1997) die medizinisch diagnostizierte »Manie« oder »bipolare Störung« nicht als Wirklichkeit, sondern als Zuschreibung eines Beobachters aufgefasst, quasi als Etikett für eine »inadäquate« und in unserer üblichen Kommunikation nicht erklärbare Antriebssteigerung; diese wird dann »Krankheitssymptom« genannt. Somit wird in der Systemtheorie die Diagnose »Manie« als Konstrukt beschrieben, das aus Sicht des Individuums zu gewissen Zeiten und in bestimmten Situationen Sinn machen und für das (Über-)Leben des Individuums oder seiner Familie hilfreich sein kann.

Die immer wieder gestellte Frage nach der »Ursache« einer bipolaren Störung ist aus systemtheoretischer Sicht *prinzipiell* unentscheidbar. Das gegenwärtige Denken, Fühlen und Verhalten entsteht als Produkt einer hochkomplexen Entwicklung des biologischen, des psychischen und des sozialen Systems mit vielfältigen Wechselwirkungen und zirkulären Prozessen. Eine linear kausale Erklärung kann dieser Komplexität niemals gerecht werden. Statistische Korrelationen, z. B. zwischen kindlichen Traumatisierungen und einem später ungünstigeren Verlauf einer bipolaren Störung (Laux 2011b), können Hinweise zu ungünstigen Einflussfaktoren auf die Entwicklung geben, aber niemals eine objektive lineare Kausalität begründen (vgl. Simon 2012). So muss die Frage unbeantwortet bleiben, wieso bei bestimmten Ausgangsbedingungen im biologischen, psychischen oder sozialen System, die man als Vulnerabilität beschreiben kann, speziell manische oder depressive und nicht andere Symptome resultieren. Man könnte höchstens vermuten, dass depressiver Rückzug nach Kränkungen und manisches Verhalten als Flucht aus diesem Rückzug verständliche Reaktionen darstellen, auch wenn nicht jedes Individuum mit diesem Verhaltensmuster reagiert.

Zusammengefasst entstehen also manische oder depressive Symptome als Mechanismen des psychischen Systems zur Aufrechterhaltung der Autopoiese bei Gefährdungen durch veränderte Umweltbedingungen; im zweiten Schritt erfolgen dann die medizinische Krankheitszuschreibung und die Lösungssuche in dem neuen Kontext. In der systemischen Therapie geht man diesen zweiten Schritt wieder zurück: Man sucht - ggf. im sozialen Kontext - nach Problemen, für die die depressive oder manische Symptomatik eine Lösung darstellen könnte. Da Probleme grundsätzlich Konstrukte des psychischen Systems darstellen, erfolgt auch diese Problemsuche in der systemischen Therapie im Rahmen einer vom Therapeuten und Patienten gemeinsam gestalteten Wirklichkeitskonstruktion (vgl. Schleiffer 2012, S. 26).

Dazu kann das im Folgenden beschriebene systemische Störungsmodell dienen. Es soll auf der Basis des radikalen Konstruktivismus (vgl. Abschnitt 3.1.4) ebenfalls als ein Konstrukt zur Beschreibung depressiver und manischer Phänomene verstanden werden. Ausgehend von dem in psychiatrischen Kontexten verwendeten Vulnerabilitäts-Stress-Modell (Zubin a. Spring 1977), ist es prinzipiell an konventionelles psychiatrisches Denken anschlussfähig. Aus systemischer Sicht ist dieses Modell aber nützlicher, weil es mit einem erweiterten Beobachtungsrahmen mehr Optionen für den Klienten und seine Familie eröffnet. Es geht davon aus, dass spezifische Muster und Prozesse bei bestimmten (als depressive oder manische Symptome beschriebenen) Denk- und Verhaltensweisen besonders häufig beobachtet werden können und dass bestimmte therapeutische Interventionen besonders geeignet sind, diese von den Klienten und ihren Familien als problematisch beschriebenen Muster zu stören und ihnen zu helfen, bessere Lösungen für ihre Probleme zu finden.

4 Ein systemisches Störungsmodell

4.1 Eine systemtheoretische Beschreibung

Nach der Systemtheorie sind die für das Leben relevanten Systeme das biologische, das psychische und das soziale System. In diesen Systemen können Phänomene des Lebens beschrieben werden, auch solche, die in psychiatrischen Kontexten als »krank« oder »gestört« bezeichnet werden. Deskriptiv und ohne den Anspruch einer - nach der Systemtheorie sowieso unmöglichen - kausalen Verknüpfung können in diesen Systemen bei bipolaren Störungen gewisse vorherrschende Muster beschrieben werden. Zur Erklärung psychischer Störungen wird in der klassischen Psychiatrie üblicherweise das Vulnerabilitäts-Stress-Modell (Zubin a. Spring 1977) verwendet. Es besagt, vereinfacht gesagt, dass bei bestimmten vulnerablen Menschen eine psychische Störung durch Stressfaktoren ausgelöst werden kann. Ich möchte im Folgenden ein Modell erläutern, das aus systemischer Sicht an dieses klassische Erklärungsmodell ankoppeln kann.

Aus systemischer Sicht könnte *Vulnerabilität* (Verletzlichkeit) wertungsfrei als eine Neigung des psychischen Systems bezeichnet werden, bei bestimmten Irritationen durch das soziale oder biologische System bevorzugt mit Formen des Erlebens zu reagieren, die ein Beobachter (nach den Definitionen des Gesundheitssystems) als krankhaft einstufen würde. So reagieren bestimmte Menschen in Krisensituationen bevorzugt mit depressiven Verstimmungen und Antriebsarmut, oder sie verhalten sich unkontrolliert mit vermehrtem Antrieb und Aktivitäten, die man normalerweise nicht von ihnen kennt. Wir können auch sagen: Bestimmte Muster spielen sich akut oder auch chronifiziert ab.

Das *biologische System* kann zu einer Vulnerabilität für psychische Störungen und zu deren Aufrechterhaltung beitragen, indem es durch Veränderungen der Struktur oder der Stoffwechselprozesse dem psychischen System für seine Operationen weniger Komplexität zur Verfügung stellt, also die mögliche Bandbreite des Fühlens und Denkens einschränkt. So können genetische Anlagen oder auch Veränderungen der Gehirnentwicklung durch Missbrauchserlebnisse in der Kindheit (McGowan et al. 2009) die Anfälligkeit für eine bipolare Störung erhöhen.

Im *psychischen System* können problematische Denkmuster zu einer Vulnerabilität für eine bipolare Störung führen. Diese Denkmuster können als sinnvolle Reaktion auf biografische Erfahrungen erklärbar sein, sind aber den Lebensbedingungen der Gegenwart nicht mehr angepasst. Bateson (1969b) hat dafür den Begriff »erkenntnistheoretische Irrtümer« geprägt. So denken bipolare Klienten zum Beispiel oft, ihr Wert als Mensch würde von dem abhängen, was andere über sie denken, und sie müssten von allen Menschen akzeptiert werden, um glücklich zu sein.

Im *sozialen System* kann eine Vulnerabilität für die Entstehung psychischer Störungen z. B. durch Traumatisierungen erfolgen. Nach einer Irritation durch traumatische Ereignisse stabilisiert sich das psychische System dann meist mit Wirklichkeitskonstruktionen, die vor weiteren Traumatisierungen schützen sollen, wie zum Beispiel mit Misstrauen und depressivem Rückzug oder mit einer erlernten Hilflosigkeit (Seligman 1992).

Kommt zur Vulnerabilität eine besondere Belastung, dann stört dieser Stressor die gewohnten Prozesse in den Systemen. Das psychische System und damit gekoppelt das Verhalten (soziales System) reagieren dann mit Veränderungen, die als depressive oder manische Symptome bezeichnet werden können. Die so entstandenen depressiven oder manischen Symptome stabilisieren sich dann in zirkulären Prozessen und können dadurch aufrechterhalten werden (Ruf 2005).

Im *biologischen System* kann folgender zirkulärer Prozess zur Stabilisierung der Störung beitragen: Werden bestimmte Gehirnareale nicht benutzt, so werden entsprechende Verbindungen der Nerven (Synapsen) abgebaut (vgl. Huether, Adler u. Rüther 1999). Dieser Prozess kann für die Autopoiese des biologischen Systems ressourcenschonend und nützlich sein. Wenn dies z. B. als Folge eines sozialen

Rückzugs geschieht, wird es mit der Zeit allerdings immer schwerer fallen, wieder aktiv zu werden.

Im *psychischen System* werden bei der Entstehung und Aufrechterhaltung der Depression zirkuläre Prozesse angenommen. Die Angst vor einer Depression führt im Sinne eines Selbstschutzes zu einer überbetonten Selbstbeobachtung. Fühlt man sich aus irgendwelchen Gründen einmal nicht gut, so kann die Befürchtung einer nahenden Depression zur Besorgnis werden, die die Stimmung verschlechtert; damit bestätigt sich die anfängliche Befürchtung mit der Folge einer noch schlechteren Stimmung usw. Schließlich führt dieser Depressionskreislauf (Ruf 2005) im Sinne einer sich selbst erfüllenden Prophezeiung wirklich in die Depression.

Frau Ö. (sie wird in diesem Buch noch öfter erwähnt werden) schilderte ihr Problem. Wenn sich bei ihr ein leichtes Tief anbahnt, findet sie das ganz schrecklich, weil sie glaubt, Tiefphasen nicht ertragen zu können; deshalb führt die bei einem leichten Tief aufkommende Befürchtung, jetzt in ein katastrophales Tief abzurutschen, zu einer psychischen Belastung, diese verschlechtert die leichte depressive Verstimmung, was ja die anfängliche Befürchtung bestätigt. Der zirkuläre Prozess führt dann wirklich in die Depression.

Ein Beispiel für einen zirkulären Prozess im *sozialen System* der Familie ist die von Jürg Willi (1990) beschriebene Kollusion. Wenn z. B. ein Ehepartner sich besonders passiv verhält, gleicht das der andere durch besonders aktives Verhalten aus, aber dadurch wird der passive noch passiver, der aktive noch aktiver usw. In der Manie verhält sich der Betroffene unkontrolliert, der Partner reagiert mit Kontrolle, um die möglicherweise selbst- oder fremdschädigenden Aktivitäten einzudämmen, woraufhin der Betroffene noch aktiver wird usw.

So können Symptome und die damit verbundenen zirkulären Prozesse in den Systemen als systeminterne *Lösungen für Verstörungen* gesehen werden, die allerdings nicht immer optimal erscheinen und zu Problemen führen können.

Für *therapeutische Interventionen* ist folgender zirkulärer Prozess im sozialen System am bedeutsamsten: Durch das manische oder depressive Verhalten und die Einordnung als Krankheit kommen medizinische und soziale Unterstützungsprozesse in Gang, z. B. Krankschreibung, Medikamente oder soziale Unterstützung. Dadurch wird der Stressor reduziert oder ausgeschaltet, das verstärkt wiederum das symptomatische Verhalten und danach wieder die Ausschaltung des Stressors usw. Wenn bei Belastungen in der Familie oder am Arbeitsplatz immer wieder mit depressivem Rückzug oder manischem Verhalten reagiert wird, kann als längerfristiges Resultat eine Entlastung von familiären Pflichten oder eine Rente dieses Problemlöseverhalten verstärken (Abb. 2).

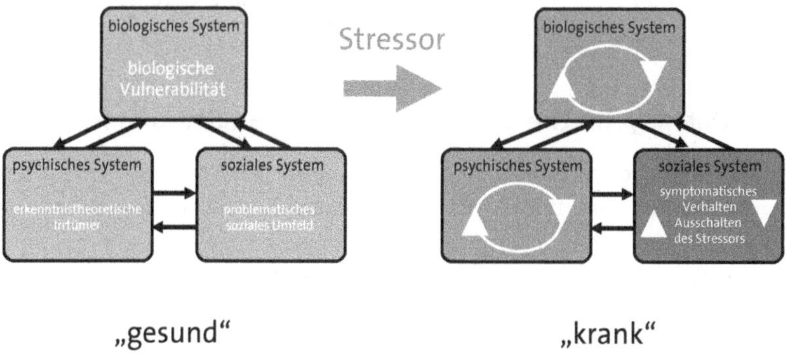

Abb. 2: Ein systemisches Modell psychischer Störungen (aus: Ruf 2013, S. 19)

4.2 Das biologische System bei bipolaren Störungen

In der Systemtheorie werden die Systeme des Lebens als autopoietische Systeme beschrieben, d. h., sie reagieren auf Irritationen durch andere Systeme nach jeweils eigenen und systemimmanenten Gesetzmäßigkeiten. Insofern sind die Erklärungen für depressive und manische Symptome, die sich im psychischen und sozialen System abspielen, in diesen Systemen zu suchen. Gleichwohl sind alle psychischen und sozialen Phänomene nicht ohne das biologische System möglich, und die Systeme irritieren sich gegenseitig, ohne dass damit eine kausale Erklärung möglich wäre[10].

Vorgänge im Gehirnstoffwechsel begleiten jede Aktivität im psychischen und sozialen System, wie auch jeder körperlichen Erkrankung psychische und soziale Auswirkungen folgen. Zu den Vorgängen im biologischen System liefert die biologisch orientierte Psychiatrie eine unüberschaubare Fülle an Forschungsergebnissen (vgl. Abschnitt 2.2.1), jedoch ohne ein einheitliches biologisches Modell zu ermöglichen. Vor allem scheint die Wirkung der Neurotransmitter (Überträgerstoffe) Serotonin, Noradrenalin und Dopamin verändert zu sein; eine »Dysbalance«, d. h. ein verändertes Zusammenspiel dieser Stoffe, wird postuliert. Auch die Stresshormone und der Schilddrüsenstoffwechsel weisen oft Veränderungen auf (Laux 2011b).

4.3 Das psychische System bei bipolaren Störungen

Wie bereits beschrieben, sind Erklärungen für Prozesse im psychischen System eben in diesem System zu suchen. Wenn Symptome als Lösungen für systeminterne Probleme gesehen werden können, setzt die Erklärung für diese Symptome eine Problemsuche im psychischen System voraus. Diese kann nur als gemeinsame Wirklichkeitskonstruktion im therapeutischen Gespräch erfolgen.

Mit der Relation von Problem und Problemlösung befasst sich die Methode der funktionalen Analyse (Luhmann 1984). Die theoretische Leistung der funktionalen Analyse besteht darin,

> »ein überzeugendes Problem zu konstruieren, für das das zur Diskussion stehende Verhalten als Problemlösungsversuch angesehen werden kann« (Schleiffer 2012, S. 26).

10 Die in der klassischen Psychiatrie häufig vorgenommene kausale Erklärung, bipolare Störungen seien eine Folge genetisch bedingter Stoffwechselveränderungen im Gehirn, ist theoretisch nicht haltbar. Wissenschaftlich können lediglich statistische Korrelationen zwischen bestimmten biologischen Gegebenheiten und psychischen Symptomen oder sozialen Verhaltensweisen festgestellt werden, nie eine lineare Kausalität. Alle Kausalitätsannahmen sind Zuschreibungen eines Beobachters.

Schleiffer (2012, 2013) beschreibt mit dieser Methode die depressiven und manischen Symptome als Problemlösung.

> »Auch unter einer systemtheoretischen Perspektive lassen sich manische und depressive Strategien als funktional äquivalent auffassen. Beide als konträr imponierenden Mechanismen verweisen auf ein Problem der Selbstwertregulation« (Schleiffer 2012, S. 211).

Bei *depressiven Störungen* sieht Schleiffer (zum Folgenden vgl. Schleiffer 2012, 2013) eine »Selbstdeadressierung« als Grundproblematik. Wenn einem Verlusterlebnis die Bedeutung zugeschrieben wird, dass das Selbst von anderen zu wenig angesprochen, beachtet und gewürdigt, d. h. ungenügend »adressiert« wird, fühlt es sich nicht mehr der Rede wert, und die meist schon vorher vorliegende negative Selbstbeschreibung wird bestätigt. Wenn Bestätigung von außen ausbleibt, kommen Schamgefühle auf und signalisieren einen Wunsch, sich zurückzuziehen und zu verbergen. Wenn der Betroffene nun nach Gründen für die beschämende Situation sucht, bietet sich eine negative Selbstbeschreibung als Begründung für die fehlende Adressierung an. Der depressive Rückzug reduziert das Enttäuschungsrisiko.

Die 27 Jahre alte Ingenieurin Frau W. war verheiratet und hatte einen vier Jahre alten Sohn. Mit ihrem Mann war sie schon seit acht Jahren zusammen, sie heirateten vor drei Jahren. Nach der Hochzeit wurde sie einige Monate lang depressiv, dann nach einer antidepressiven Behandlung zwei Monate lang hypomanisch, seit einem dreiviertel Jahr wieder depressiv: »Depressive Phasen kamen immer dann, ... - ich hatte eine Zeit lang sehr viel Stress im Job ... - wenn nicht genug Erholungsphasen da waren ... Ich bin ein perfektionistischer Mensch, da kann ich auch nicht aus meiner Haut. Wenn ich gemerkt habe, ich kriege das alles nicht perfekt hin, egal ob im Beruf, im Haushalt oder wo auch immer, dann ziehe ich mich zurück, das ist auch heute noch so ..., um einfach keine Enttäuschungen zu erleben.«

Depressive Menschen glauben, ihre Lebenserfahrungen kaum oder gar nicht kontrollieren zu können und der Welt eher passiv ausgeliefert zu sein. So konstruieren sie ihren Lebenslauf als eine Kette fortlaufender Katastrophen. Sie ziehen sich in ihre eigene Gedanken- und Gefühlswelt zurück und reagieren nur verlangsamt oder gar nicht auf

Anforderungen durch die Umwelt. Die Zeit bleibt quasi für sie stehen. Mit diesem verlangsamten Zeiterleben koppelt sich ihr psychisches System von der kommunikativen Umwelt ab. Sie werten sich selbst ab, bevor sie von anderen abgewertet werden könnten. Das Grübeln kann nützlich sein, um komplizierte soziale Sachverhalte analytisch zu durchdenken. Die Depression verhilft auch zur Unterstützung durch andere trotz möglicherweise vorliegender Konflikte. Als Begründung für die jetzige unglückliche Lage wird eigenes Verhalten in der Vergangenheit als falsch und fehlerhaft interpretiert, um so die Lebensgeschichte wieder als sinnhaft zu verstehen. Eine aggressive Verteidigung dieser negativen Selbstbeschreibung bewahrt ein konsistentes Selbstbild und hilft dadurch, die eigenen Systemgrenzen zu bestätigen und souverän zu bleiben. Passivität schützt davor, etwas Falsches zu tun, und mindert insofern Angst. Hoffnungslosigkeit eliminiert Kontingenz[11] und vermindert ebenfalls Angst, weil sich keine sinnvolle Handlungsentscheidung anbietet: »Wenn alles hoffnungslos ist, gibt es keine Handlungsalternativen, und ich muss keine Angst machenden Entscheidungen treffen.« Der Rückzug aus der Kommunikation verhindert eine Korrektur der negativen Selbstbeschreibung und sorgt damit für eine Stabilisierung des depressiven Musters.

Bei fundamentalen Gefährdungen des psychischen Systems können auch psychotische Symptome zur Rettung der autopoietischen Reproduktion verhelfen[12]. Wenn z. B. der depressive Rückzug aus der Kommunikation zu einer weitgehenden strukturellen Entkopplung von dieser Kommunikation führt, hat das psychische System Probleme, sich zu unterscheiden, weil es seine Identität nur über die Differenz zu anderem konstruieren kann. Die schlechte Selbstbeurteilung kann auch an dem Akt der Selbstbeobachtung zweifeln lassen und zu Sinnverlust führen: »Ich kann mich nicht einmal richtig beobachten. So

11 Kontingenz bezeichnet die Handlungsmöglichkeiten und Freiheitsgrade eines Systems, genauer: die Möglichkeit, dass etwas sein könnte oder auch nicht sein könnte, also »weder notwendig noch unmöglich ist« (Luhmann 1984, S. 152).

12 Dann würde man nach der ICD-10 die Diagnose einer schweren depressiven Episode mit psychotischen Symptomen stellen.

ist mein Leben völlig sinnlos.« Kontingenz, also die Möglichkeit, dass die Selbstbeobachtung auch anders ausfallen könnte, scheidet aus. So kann sich ein depressiver Stupor[13] entwickeln mit starker psychomotorischer Hemmung und völligem Kommunikationsabbruch; das psychische System bekommt wegen des Kommunikationsabbruchs seine fremdreferenziellen (von außen kommenden) Informationen nur noch über den Körper, zum Beispiel über eine quälende Unruhe. Ein nihilistischer Schuldwahn[14] führt nach dem Sinnverlust wieder einen Sinn ein mit der wahnhaften Überzeugung, zu Recht von der Umwelt belangt und von der Kommunikation ausgeschlossen zu sein, und stellt somit eine Lösung im Hinblick auf den Sinnverlust dar.

Wenn das schlechte Selbstbild keine Hoffnung auf Adressierung, d. h. Ansprache oder Zuwendung durch das Umfeld, zulässt und die Probleme als unlösbar gesehen werden, kann schließlich der Suizid als Problemlösung gesehen werden.

Die *Manie* kann als antidepressive Abwehr beschrieben werden. Die negative Selbstbeschreibung wird mit Größenideen kompensiert, und die Gefügigkeit in familiäre Normen wird über Bord geworfen mit der Folge eines ausschweifenden Lebens und sexueller Eskapaden.

> »Ähnlich souverän wie der Depressive demonstriert der Maniker anlässlich seiner Selbstbeschreibung seine Unabhängigkeit und Autonomie. Selbst wohlwollende Kritik am Resultat dieser Selbstbeobachtung wird als Zumutung erlebt oder zumindest als irrelevant abgetan. Zieht sich der depressive Mensch aus der Kommunikation zurück, wenn er seine Beschämung schamlos übertreibt und auf seine Adressierung verzichtet, so erzwingt der manisch gestörte ›Nichtpatient‹ seine Adressierung rücksichtslos« (Schleiffer 2012, S. 211).

Auslöser für eine manische Episode kann die Unerträglichkeit eines

13 Mit Stupor wird in der Psychiatrie eine Starrheit und Regungslosigkeit bezeichnet.

14 Nihilistisch bedeutet »verneinend«. Beim nihilistischen Schuldwahn kann neben extremen Versündigungs- und Schuldideen die Vorstellung vorherrschen, dass einzelne Organe, der Körper oder Gott nicht existieren, oder auch, dass nichts mehr existiert.

depressiven Zustands sein. Wenn durch eine antidepressive Behandlung eine Besserung eintritt, kann das starke Bedürfnis nach Änderung zum anderen Extrem führen.

Die oben bereits erwähnte Frau W. beschrieb ihre frühere Hypomanie: »Genau. Da hatte ich Tabletten bekommen ..., sodass diese das Gemüt anheitern, eine ganz große Packung, die habe ich auch genommen, da war ich krankgeschrieben ... Und auf einmal habe ich alles in der Wohnung angefangen. Ich habe angefangen, die Wände abzukleben und zu streichen, habe aber nichts fertiggemacht, nichts ... Ich war dann wirklich an einem Moment völlig euphorisch, und im nächsten Moment war wieder Weltuntergang.«

THERAPEUT »Gab es noch andere Gründe, die dazu geführt haben, dass Sie so aufgedreht haben damals, außer den Tabletten?«

PATIENTIN »... Vielleicht auch der Wille oder der Gedanke: ›Jetzt wird mir geholfen. Jetzt geht es mir bald besser.‹ An die Gedanken kann ich mich noch erinnern. Also ich weiß noch, wie ich im Wohnzimmer angefangen habe, euphorisch alles vorzubereiten, die Farbe gekauft habe ... Vielleicht war es auch Einbildung, dass es an den Tabletten lag. Ich weiß es nicht. Auf jeden Fall kann ich mich noch erinnern, wie ich da rumgesprungen bin und auch gleichzeitig das Gefühl hatte ..., dass ich so in den Momenten wie aus mir rausging, als hätte ich danebengestanden und kann dann nichts machen. Das war dann halt einfach so, auch wenn ich dann manchmal, ich will nicht sagen: aggressiv, aber laut und anders geworden bin. Das habe ich immer so beschrieben, als würde ich aus meinem Körper herausschlüpfen, danebenstehen, kann aber nichts machen. Und muss halt so zugucken.«

Ein Alternieren zwischen manischen und depressiven Episoden entsteht, wenn das in der Depression entstehende Nachholbedürfnis an Aktivitäten zu manischer Überaktivität mit der Folge von Erschöpfung führt und diese wieder depressiv verarbeitet wird.

Patientin Frau W. »Und dann ..., wenn es gepasst hat und man wieder etwas auf die Beine gekriegt hat, dann bin ich in die Phase gefallen: ›Jetzt muss ich wieder alles machen.‹ Da habe ich dann wieder Hunderttausend Sachen angefangen.«

THERAPEUT »Zum Nachholen?«

PATIENTIN »Ja ... Wo man früher, um Enttäuschungen zu vermeiden, gar nicht erst angefangen hat, und dann ging es einem wieder ein bisschen besser, und dann habe ich wirklich alles auf einmal gemacht. Und dann war man wieder enttäuscht, weil man es nicht geschafft hat und weil man es nicht durchgehalten hat. Dann war es immer ein Auf und Ab.«

Nähe, Selbstkontrolle ⟷ Distanz, Fremdkontrolle

Abb. 3: Ambivalenz bei der Depression (aus: Ruf 2005, S. 176)

Die vorherrschende Wirklichkeitskonstruktion sowohl in der depressiven als auch in der manischen Episode, dass das Selbst von anderen zu wenig adressiert werde, führt zu Schwierigkeiten in der Nähe-Distanz-Regelung. Man kann bei bipolaren Störungen einen *Zentralkonflikt* beschreiben zwischen Wünschen nach einerseits Zusammenbleiben, Nähe und Selbstkontrolle, andererseits nach Trennung, Distanz und eigenem Kontrollverlust und Fremdkontrolle. Dieser Konflikt ist nicht spezifisch für bipolare Störungen, bietet keine kausale Erklärung und kann auch bei anderen psychischen Störungen beobachtet werden, wird hier aber auf eine spezifische Weise gelöst. Die gegensätzlichen Strebungen werden in der depressiven und der manischen Episode zeitlich nacheinander geordnet. In Zeiten der Symptomfreiheit und verstärkt in der depressiven Phase übernimmt der Patient nur die Seite der Nähe (Abb. 3), während er in der manischen Phase einseitig die Seite der Trennung und Distanz mit unkontrolliertem Verhalten lebt (Abb. 4).

Nähe, Selbstkontrolle ⟷ Distanz, Fremdkontrolle

Abb. 4: Ambivalenz bei der Manie (aus: Ruf 2005, S. 178)

Die *Zeitorganisation* ist maximal verlangsamt. Die Gegensätze des Zentralkonflikts werden in den depressiven und manischen Episoden so nacheinander geordnet, dass ihre Verbindung abreißt, eine *diachrone Dissoziation*[15] (Retzer 2004). Weil der jeweils andere Pol völlig ausgeblendet wird und nicht mehr denk- oder erlebbar erscheint, entsteht Ambivalenzfreiheit.

Man weiß, was richtig oder falsch ist, und es gibt klare Regeln. Wirklichkeitskonstruktionen sind eindeutig und starr und auch in der Familie nicht verhandelbar. Diese starre Entweder-oder-Logik herrscht in der Selbstbeschreibung des Patienten wie auch im Denken der Familienmitglieder vor. Die in den Familien vorherrschenden Grundannahmen sind, allein und ohne die Familie nicht lebensfähig zu sein. Man darf man nie die Kontrolle verlieren, zumindest nicht als Gesunder. Wenn man doch die Kontrolle verliert, wird man als »krank« erklärt und kann sich alles erlauben (Weber et al. 1987).

Frau F. schilderte ihre Familienloyalität, den Beginn ihrer ersten depressiven Episode beim Beginn ihrer Ausbildung als Krankenschwester und den Übergang in eine Manie:

PATIENTIN »Ich glaube, ich war selber überfordert, Überforderung würde ich jetzt sagen, ja, es auch nicht zu schaffen. Ich habe lange Tage gearbeitet ohne Ausgleich.«

THERAPEUT »Was hätte es für Alternativen gegeben?«

PATIENTIN »Aufzuhören.«

THERAPEUT »Was hätte es für Alternativen gegeben, wenn Sie aufgehört hätten? Sie hätten ja auch sagen können: ›Ich bin überfordert, ich will mit dieser Ausbildung aufhören und eine andere machen.‹ Was wäre passiert?«

PATIENTIN »Ich hätte den Mut nicht gehabt ... Mein Vater hat uns beigebracht: ›Man muss sich durchkämpfen.‹ Ich glaube, ich hatte damals den Willen aufzuhören, aber ich glaube, das war auch ein Stück weit Angst ... Angst meinem Vater gegenüber: ›Das macht man nicht.‹«

15 Dissoziation ist Spaltung; diachron meint, dass diese im Verlauf der Zeit geschieht.

Hier schilderte Frau F. ihre starke Loyalität zur Familie und die klar formulierten familiären Regeln, was man zu machen hat und was nicht.

PATIENTIN »Mein Empfinden war immer: Mir ging es dreckig. Ich wollte es nicht wahrhaben, als ich in den Löchern drin war, und ich habe es meistens erst dann erkannt, wenn ich ganz, ganz unten war. Ich habe davor nicht registriert, dass ich langsam in eine Depression reinrutsche, und dann bin ich wirklich eine ganze Weile drin gehängt. Es ging drei bis vier Monate, und dann war es ziemlich heftig, dass ich wirklich da gesessen bin, Zeitung gelesen habe und nichts mehr aufnehmen konnte, das war für mich schwierig. Ich habe mich gefühlt, als ob ich den Boden komplett unter den Füßen verloren habe ... Ich bin dringehängt, bin nicht mehr aus dem Bett gekommen, war einfach auch teilweise träge. Wenn ich gespürt habe, das Gefühl gehabt habe, der Schalter geht langsam wieder rum, dass ich Antrieb habe, dass ich wieder Kraft habe anzupacken, dass ich wieder Hoffnung sehe oder Zukunft sehe ... Und dann, wenn ich die Gedanken wieder so weit bringen konnte und Kraft hatte, dann wollte ich natürlich das versäumte letzte halbe Jahr, als ich in der Depression drin war und nichts gemacht habe oder nichts bewegt habe, das wollte ich einfach innerhalb von kürzester Zeit umkrempeln oder das aufholen ... Unbedacht und total überzogen, unrealistisch, muss ich auch sagen, aber es war für mich so wie eine Flucht aus dem Teufelskreis raus. Ich musste mich retten ...«

THERAPEUT »Flucht ins Gegenteil?«

PATIENTIN »Ja, genau, also ich war gottfroh, dass es vorbei war und ich wieder Kraft gefunden habe. Und dann wollte ich halt zu viel auf einmal ... Wenn man bisher nichts getan hat, ist es nicht so, dass sich nichts ansammelt *(lacht)* ... Jetzt muss ich mich von allem freischwimmen, am besten nicht heute, sondern schon gestern.«

Frau F. war in den familiären Regeln so gefangen, dass sie nur depressiv mit Rückzug reagieren konnte und der Ausbruch aus diesen Regeln nur mit der Flucht in das manische Verhalten gelingen konnte.

4.4 Das soziale System bei bipolaren Störungen

Nach der Systemtheorie bestehen soziale Systeme, wie z. B. die Familie, nicht aus Menschen, sondern aus Kommunikation, die aus Kommunikation entsteht. Das biologische, das psychische und das soziale

System sind in einer Koevolution entstanden und nicht isoliert voneinander denkbar (vgl. Luhmann 1984, S. 367). Sie sind strukturell gekoppelt, z. B. über die Sprache, die das biologische System (Gehirn, Kehlkopf) benötigt und die psychischen Phänomene (Gedanken) in soziale Phänomene (Kommunikation) überführt und umgekehrt. Die Systeme können sich wechselseitig irritieren oder verstören, aber nie in ein anderes System direkt eingreifen, weil jedes System nach seinen eigenen Gesetzmäßigkeiten auf die Verstörung reagiert. Insofern können Besonderheiten des sozialen Systems weder Ursache noch Folge psychischer Störungen im Sinne einer linearen Kausalität sein. Sie können aber das psychische System irritieren und werden durch das psychische System irritiert. Für die Hypothesenbildung in der Therapie kann es nützlich sein, die Möglichkeit solcher Muster und deren Rolle bei der Aufrechterhaltung der manischen und depressiven Symptomatik im Auge zu behalten.

In der Literatur werden Besonderheiten in Familien mit einem bipolaren Mitglied beschrieben (Stierlin et al. 1986; Weber et al. 1987; Simon 1993; Retzer 1994, 2004). Die *Herkunftsfamilien* sind oft stark gebunden.

Die 29-jährige, oben bereits erwähnte Frau Ö. war als Älteste von fünf Kindern in Deutschland geboren und in ihrer türkischen Familie aufgewachsen. Ihr Vater hatte mit einer kleinen Firma Konkurs gemacht und konnte sich wegen eines Schufa-Eintrags nicht mehr selbstständig machen. Als Frau Ö. 18 war, kaufte ihr Vater ein Lebensmittelgeschäft, meldete es aber auf ihren Namen an, mehr hatte sie damit nicht zu tun. Nach einigen Jahren musste auch dieses Geschäft Konkurs anmelden. Übrig blieben Frau Ö. hohe Schulden, die sie nie mehr hätte abtragen können. So musste sie schließlich Privatinsolvenz anmelden. Ihr danach als Arbeiter ausreichend verdienender Vater verweigerte ihr jede finanzielle Unterstützung, sodass sie nach der Realschule Geld verdienen und auf Abitur und Studium verzichten musste. Nach einem kurzen Auszug aus der elterlichen Wohnung ging es ihr und der Mutter psychisch so schlecht, dass sie wieder ins Elternhaus zurückzog. Im Alter von 27 begannen alle paar Wochen auftretende Tiefphasen, in denen sie sich zu nichts aufraffen konnte, keinen

Appetit hatte und fast nur schlief. In den Phasen dazwischen fühlte sie sich extrem leistungsfähig und erledigte alles.

Die Idee, man sei ohne Familie nicht lebensfähig, führte dazu, dass sie bei den Eltern blieb, den Vater ertrug, der sie schlecht behandelte, Konflikte mit ihm vermied und depressiv wurde. Aus der Depression brach sie immer wieder in ein hypomanisches Verhalten mit Überaktivität und inadäquater Euphorie aus.

In Familien mit einem bipolaren Mitglied ist häufig ein Elternteil eher ordentlich und kontrollierend, der andere Elternteil leichtlebig und unordentlich; der unordentliche Elternteil wird dann von dem ordentlichen kontrolliert. Die Kinder sind dadurch widersprüchlichen Delegationen (Stierlin 1974) ausgesetzt, werden zu umworbenen Bundesgenossen der Eltern und versuchen zu vermitteln.

Bei Bedrohungen des Familienzusammenhalts entsteht eine *Schwelle* für die Familie, zum Beispiel bei einer Bedrohung der Ehe der Eltern, bei einer Trennung oder bei der Ablösung des heranwachsenden Jugendlichen. Mit der in den Familien mit einem bipolaren Mitglied vorherrschenden Wirklichkeitskonstruktion (vgl. Abschnitt 4.3) kann es zu einer spezifischen Reaktion kommen: Dem Trennungserlebnis wird die Bedeutung zugesprochen, man werde selbst von den anderen zu wenig gewürdigt und geachtet. Das betroffene Familienmitglied sieht seine vorbestehende negative Selbstbeschreibung bestätigt, schämt sich und zieht sich depressiv zurück. Oder es wehrt die depressiven Gefühle und Gedanken durch eine inadäquate manische Überaktivität und Euphorie ab.

Danach kann sich folgendes Muster entwickeln: Die Angehörigen werden von ihren in der Belastungssituation eskalierenden Auseinandersetzungen abgelenkt und konzentrieren sich in ihrer gemeinsamen Sorge auf den Patienten, der als »krank« diagnostiziert wird und deshalb in ihren Augen für seine Verhaltensweisen nicht mehr verantwortlich ist. Im Fall einer Depression rufen die Antriebslosigkeit und die Distanzierung des Patienten durch seinen inneren Rückzug bei den Angehörigen Nähe herstellende, aktivierende und unterstützende Hilfsmaßnahmen hervor (Abb. 5). Bei der Manie hingegen provoziert

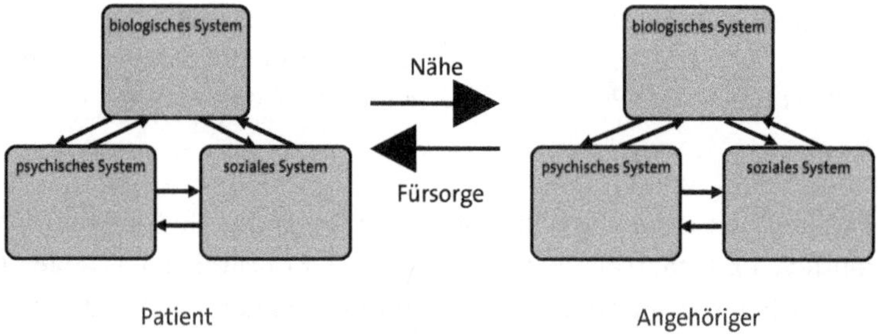

Abb. 5: Kommunikation bei der Depression

das expansive, Distanz schaffende und durch die Unkontrolliertheit gegen Gebote verstoßende Verhalten des Patienten bei den Angehörigen eine Aberkennung der Zurechnungsfähigkeit und Kontrollmaßnahmen, die wieder Nähe herstellen (Abb. 6). So wird bei der Manie und bei der Depression gleichzeitig Nähe und Distanz hergestellt und der zuvor bedrohte Familienzusammenhalt gefestigt.

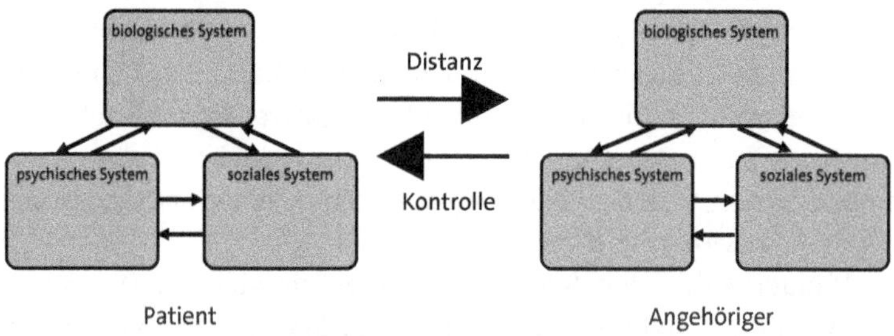

Abb. 6: Kommunikation bei der Manie

Die in den Familien vorherrschende Wirklichkeitskonstruktion mit klaren und starren Regeln und eindeutigen Aussagen über richtig und falsch führt auch in der *Kommunikation* zu einer zweiwertigen Logik im Sinne eines Entweder-oder-Musters. Bedeutungen sind in der Kommunikation klar definiert und nicht verhandelbar. Stierlin (1981) nennt dies eine *harte Beziehungsrealität.* Die starre Entweder-oder-Logik führt aber nicht zum Konflikt, weil der Zwang zu familiärem Konsens das nicht zulässt.

Bei Unterscheidungen wird nur die eine Seite, die allgemein als positiv bewertet wird, gelebt. Unvereinbare Positionen werden oft durch einen Pseudokonsens verbunden, indem man trotz gegenteiliger Meinung Zustimmung äußert. Seltener wird auf jede Stellungnahme für oder gegen eine der beiden konflikthaften Seiten verzichtet. Damit werden Konflikte vermieden. Der Zentralkonflikt besteht zwischen einerseits dem Wunsch nach Nähe, Geborgenheit und Selbstkontrolle und andererseits dem Wunsch nach Distanz, Trennung und Fremdkontrolle. Im Gegensatz zu unipolar Depressiven halten bipolar diagnostizierte Patienten den schambesetzten depressiven Rückzug nicht lange aus. Sie brechen nach einigen Wochen aus dieser Phase der Selbstkontrolle ins Gegenteil aus und verhalten sich dann völlig unkontrolliert, indem sie ohne ausreichende finanzielle Mittel teure Autos kaufen, sich sexuell enthemmt zeigen, wahllos Beziehungen eingehen oder eine Weltreise beginnen. Um einen finanziellen Ruin zu verhindern und den Patienten vor den Folgen seines Tuns zu schützen, übernimmt dann die Familie die kompensatorische Kontrollfunktion und ruft Arzt und Polizei, bis über eine Zwangseinweisung in eine psychiatrische Klinik eine Fremdkontrolle hergestellt ist. So werden die gegensätzlichen Strebungen in der depressiven und der manischen Phase zeitlich nacheinander geordnet gelebt (diachrone Dissoziation; Retzer 1994; 2004).

Man kann die *Konfliktorganisation* in einem *Tetralemma* beschreiben (vgl. Simon 1995; Retzer 2004). Wenn ein ambivalentes Individuum mit gegensätzlichen Wünschen konfrontiert ist und sich entscheiden muss, sind formal folgende Positionen möglich: Pro/Kontra/Sowohl Pro als auch Kontra/Weder Pro noch Kontra. Beim Zentralkonflikt in bipolaren Familien bedeutet Pro: Zusammenbleiben, Nähe; Kontra bedeutet: Trennung, Distanz. Die von der Familie und den Angehörigen besetzten Positionen sind in den Abbildungen 7 und 8 grau unterlegt.

In der depressiven Episode (Abb. 7) und in Phasen der Symptomfreiheit vertreten der Patient wie auch die Angehörigen die Näheseite, verbunden mit starker Selbstkontrolle (Pro). Bei Konflikten werden Meinungsverschiedenheiten ausgeblendet und es wird eine Pseudoharmonie hergestellt, allenfalls ist noch eine Stimmenthaltung möglich (weder Pro noch Kontra).

Pro (Patient, Angehörige) Zusammenbleiben, Nähe	**Sowohl Pro als auch Kontra**
Weder Pro noch Kontra (Patient, Angehörige) Stimmenthaltung	**Kontra** Trennen, Distanz

Abb. 7: Konfliktorganisation bei der Depression (aus: Ruf 2005, S. 181)

Pro (Angehörige) Zusammenbleiben, Nähe	**Sowohl Pro als auch Kontra**
Weder Pro noch Kontra Stimmenthaltung	**Kontra** (Patient) Trennen, Distanz

Abb. 8: Konfliktorganisation bei der Manie (aus: Ruf 2005, S. 181)

In der manischen Episode (Abb. 8) lebt der Patient die von ihm vorher unterdrückte Seite der Distanz und der Kontrollabgabe mit unkontrolliertem Verhalten aus (Kontra), während die Familie weiterhin die Näheseite (Pro) vertritt und versucht, durch eine kompensatorische Fremdkontrolle auch zum Patienten wieder Nähe herzustellen.

Die 55 Jahre alte Frau P. war verheiratet und hatte drei Kinder. Ihr Mann war immer extrem sparsam und hatte das Sagen in der Familie. Um Geld zu sparen, mussten die Familienmitglieder auch weite Wege zu Fuß gehen und das Auto stehen lassen. Im Kühlschrank durften keine größeren Lebensmittelvorräte sein. Frau P. verdiente als Erzieherin selbst Geld, aber ihr Mann verwaltete das gemeinsame Konto und teilte ihr nur ein sehr knapp bemessenes Haushaltsgeld zu. Ab und zu hinterging sie heimlich seine Regeln, fuhr die Kinder bei Schnee doch mal zur Schule, räumte danach aber wieder Schnee so um das Auto, als ob dies nicht wegbewegt worden wäre. Vor dem Besuch von Gästen kaufte sie auch heimlich etwas mehr Lebensmittel, um diese bewirten zu können. Vor sechs Jahren zog sie sich depressiv zurück, wurde stationär behandelt und begann dann eine ambulante Verhaltenstherapie. Während der Therapie bemühte sie sich vergeblich, mit ihrem Mann klärende Gespräche zu führen, legte dann ihre bisherigen Anpassungsbemühungen ab, wurde immer aktiver und suchte dauernd Streit, distanzierte sich mehr und mehr von ihm und wollte schließlich ausziehen. Ihr Psychiater diagnostizierte aufgrund ihrer inadäquaten Antriebssteigerung und Reizbarkeit eine akute Manie und wies sie in die Klinik ein. Nach der Entlassung aus der Klinik war ihre Reizbarkeit verschwunden, und sie gab dem Wunsch ihres Mannes nach, nicht mehr zur Verhaltenstherapeutin zu gehen, weil diese sie gegen ihn »aufgewiegelt« hätte. Sie bekam aber dann Unterstützung gegen den Spardruck ihres Mannes durch die zwischenzeitlich erwachsene Tochter und den Schwiegersohn, sodass das Haushaltsgeld erhöht wurde, ohne dass sie selbst darum bitten musste. Mit dieser Lösung und der Hoffnung auf weitere Unterstützung durch die Tochter lebte sie dann zufrieden und hatte keinen Wunsch nach einer weitergehenden Veränderung.

Die von den Ärzten bestätigte Einordnung des vorerst unverständlichen symptomatischen Verhaltens als »Krankheit« kann zur Aufrechterhaltung und Chronifizierung beitragen. Der Patient wird von Verantwortung freigesprochen, und die Kommunikation dreht sich nicht mehr um evtl. vorliegende und auslösende Belastungen oder Konflikte, sondern um die Symptome und die medizinische Behandlung. So wird die mögliche Bedrohung des Familienzusammenhalts durch die Offenlegung dieser Konflikte vermieden, allerdings mit dem Preis, dass änderbare Probleme nicht gelöst werden und die Entwicklung der Familie und ihrer Mitglieder gehemmt wird.

Die Familie lebt dauernd in der Angst vor einem »Rückfall« in eine depressive oder manische Episode und beobachtet den Patienten übergenau (vgl. Moltz 1993; Simon u. Weber 1992). Das Spektrum akzeptabler Verhaltensweisen wird in der Familie eingeschränkt und eine Diskussion über die Erfahrungen des Betroffenen in der Manie oder Depression als irrelevant abgetan, weil es in den Augen der Familie ja nur die »Krankheit« war und nicht der Betroffene selbst. Fürsorgemaßnahmen setzen schon bei geringen Anlässen oder in Zeiten, in denen ein »Rückfall« erwartet wird, ein. Was bei anderen Menschen als glückliche Ausgelassenheit geschätzt würde, wird beim Patienten als beginnende Manie eingeordnet und mit einer höheren Medikamentendosis gebremst. Auch der Patient selbst traut sich nicht mehr, ausgelassen zu lachen, und befürchtet, dann die Kontrolle zu verlieren. Durch die vermehrten Kontrollbemühungen kann sein Bedürfnis nach Distanz schaffenden Verhaltensweisen zunehmen, was wiederum die Kontrollmaßnahmen verstärkt. Fürsorgebemühungen hingegen verstärken einen depressiven Rückzug des Patienten, der wiederum die Fürsorgemaßnahmen fördert.

4.7 Wege zur Chronifizierung

Bei bipolaren Patienten kommt es häufig zur Chronifizierung des Musters mit wiederkehrenden depressiven und hypomanischen oder manischen Episoden. Aus systemischer Sicht trägt dazu neben dem Patienten auch sein Umfeld einschließlich des Gesundheitswesens und der professionellen Helfer bei (Schweitzer-Rothers 1996; v. Schlippe u. Schweitzer 2012). Die Prozesse, die dazu führen, sind den Beteiligten häufig nicht bewusst.

Die Wirklichkeitskonstruktionen des Patienten und seiner Familie spielen dabei eine wesentliche Rolle. Das Krankheitsetikett ist attraktiv, weil es den Patienten und seine Familie von Schuldgefühlen und Verantwortung für das Verhalten entlastet. Weil der Patient nicht selbst für seine symptomatischen Verhaltensweisen verantwortlich gemacht wird, können sich alle gegen die »Krankheit« zusammenschließen, sodass evtl. vorhandene Spannungen und Streitigkeiten in den Hintergrund rücken. Damit verbunden ist allerdings der Preis der Einflusslosigkeit auf das Geschehen, weil man gegen die angenommenen stoffwechselbedingten oder erblichen Krankheiten nichts tun kann, außer medizinische Behandlung, Fürsorge und Pflege anzubieten.

Frau B., jetzt 48 Jahre alt, war seit ihrem 21. Lebensjahr 25 Mal in der psychiatrischen Klinik behandelt worden. Sie hatte die Vorstellung verinnerlicht, man müsse immer gut gelaunt und belastbar sein. Wenn äußere Belastungen in ihrem Leben auftraten, bekam sie massive Ängste vor einer erneuten Klinikeinweisung, wurde wegen dieser Ängste mutlos und depressiv, sah ihre anfängliche Befürchtung bestätigt und kam schließlich in diesem Depressionskreislauf wirklich in die Klinik. Zwischen diesen Klinikaufenthalten lebte sie sich immer wieder in einer hypomanischen Aktivität aus: Sie machte viel im Haushalt und bei der stundenweisen Arbeit und demonstrierte ihre gute Laune. Sie vermied eine adäquate Auseinandersetzung mit Belastungssituationen und wurde von ihrem Mann darin bestärkt, indem er sie schonte. Schließlich wurde ihr eine Erwerbsunfähigkeitsrente gewährt. Dasselbe Denk- und Verhaltensmuster wurde auch von der 25-jährigen Tochter übernommen, die nun ebenfalls mit der Diagnose einer bipolaren Störung behandelt wird.

Beim Patienten selbst kann die Aufmerksamkeitsfokussierung auf die Vergangenheit, das Vermeiden von Zukunftsplanungen und das Ausblenden von Unterschieden zwischen gestern und heute den Status quo zementieren und Veränderung hemmen. Die eigene Sichtweise als hilfloses Opfer einer problematischen Vergangenheit und die Idee, das würde auch in Zukunft so bleiben, können genauso dazu beitragen wie die Sichtweise des eigenen Verhaltens als Folge von Defiziten und nicht als Ausdruck von aktiven Lebensentscheidungen. Der Mangel an Zukunftsvisionen kann eine depressive Antriebsarmut verstärken. Wer diese nicht lange aushält, lässt sich phasenweise in einer unkontrollierten manischen Aktivität und inadäquat euphorischen Stimmungslage gehen, bis eine Erschöpfung wieder in die Antriebsarmut führt.

5 Systemische Therapie bipolarer Störungen

5.1 Prinzipien

5.1.1 Störungsspezifische Systemtherapie

Die systemische Therapie (vgl. z. B. Ludewig 2015) entwickelte sich in der zweiten Hälfte des 20. Jahrhunderts aus der Familientherapie und leitet sich von einem kybernetischen Verständnis der Familienbeziehungen her; das heißt, dass sich die Kommunikation und Beziehungsgestaltung mit zirkulären Prozessen oder Rückkopplungsprozessen beschreiben lässt. Die systemische Therapie spielt sich, wie jede Form von Psychotherapie, auf der Ebene der Kommunikation ab. Krankheit wird nicht als persönliches Merkmal, sondern

> »als Teil einer größeren, je nach Perspektive als störend oder auch gestört erlebten Interaktion angesehen, an der eine oder mehrere Personen so sehr leiden, dass ihnen Krankheitswert zugeschrieben wird« (Schweitzer u. von Schlippe 2006, S. 15).

Systemische Therapie ist *störungsrelevant* (Lieb 2014), weil sie bei bestimmten Störungsbildern wesentliche Veränderungen bewirken kann. Sie beschreibt metatheoretisch die Grundprinzipien der Selbstorganisation lebender Systeme, die in allen diesen Systemen gleich sind. Ihre Prinzipien in Theorie und Praxis sind insofern störungsübergreifend anwendbar[16].

Eine *störungsspezifische* Systemtherapie (Lieb 2014) ist in unserem Gesundheitswesen sinnvoll, weil sie an die Sprache unseres Gesundheits- und Sozialsystems ankoppeln kann. Sie ist auch sinn-

16 Aus diesem Grund wurden auch einige allgemeine Teile dieses Buchs aus Ruf 2014 und Ruf 2015 im Wesentlichen übernommen und an das spezielle Vorgehen bei bipolaren Störungen angepasst. Insbesondere zum Buch »Depression und Dysthymia« ergeben sich Überschneidungen, weil depressive Episoden mit den entsprechenden Denk- und Verhaltensmustern auch einen wesentlichen Teil des bipolaren Störungsmusters ausmachen.

voll, weil mit bestimmten Störungen bzw. Diagnosen besondere kommunikative Themen verbunden sind. So sind bei bipolaren Störungen dieselben systemischen Prinzipien und Methoden anwendbar wie bei anderen psychischen Störungen, allerdings mit störungsspezifischen Schwerpunkten und Besonderheiten, auf die in diesem Buch besonders eingegangen werden soll.

5.1.2 Das Setting

Die systemische Haltung und Vorgehensweise kann in (sozial-)psychiatrischen, psychotherapeutischen, paartherapeutischen oder familientherapeutischen Gesprächen oder Beratungen sowohl im ambulanten als auch im stationären Bereich eingesetzt werden.

Beim Setting werden die Wünsche und Ziele des Klienten berücksichtigt. Wenn er in einer Familie lebt, sollte diese parallel zu anderen Therapieformen immer einbezogen werden, zumindest zu informativen Gesprächen, bei entsprechenden Zielen auch im Rahmen einer Familientherapie. Findet eine solche statt, umfasst sie meistens wenige Sitzungen in größeren Abständen, z. B. vier Wochen oder mehr.

Die meisten Patienten wünschen eher eine Einzeltherapie als eine Familientherapie, um sich von der Familie unabhängiger zu machen. Deshalb repräsentieren die Fallbeispiele dieses Buches auch überwiegend Einzeltherapien. Eine Einzeltherapie hat üblicherweise einen Umfang von fünf bis zwanzig Sitzungen mit etwa vierwöchentlichen Abständen, wobei eine hohe Flexibilität möglich ist in Abhängigkeit von der Vorgehensweise des jeweiligen Therapeuten und des vorliegenden Therapieauftrags.

In einer Akutsituation hat sich die Wirklichkeitskonstruktion einer »Krankheit« bewährt, was Schonung, Entlastung von sozialen Aufgaben und medikamentöse Maßnahmen beinhaltet. Eine zusätzlich oft sinnvolle Distanzierung vom sozialen Umfeld kann in einer Klinik geschehen.

Der Leser mag in diesem Buch die Beschreibung »schwerer Fälle« vermissen. Diese Kategorisierung in »schwere« oder »leichte« Fälle wird in der systemischen Therapie nicht vorgenommen. Schon die

Idee, ein Fall sei »schwer«, kann Hoffnung auf Veränderung nehmen, zur Unterlassung von Problemlösungsversuchen führen und damit als sich selbst erfüllende Prophezeiung zur Chronifizierung beitragen. Aus systemischer Sicht kann auch eine Symptomatik mit lange andauernden oder akuten Symptomen als Ausdruck einer Krise angesehen werden und die Symptome als (möglicherweise unbewusster) Versuch des Betroffenen, ein schwerwiegendes Problem im psychischen oder sozialen System zu lösen.

Sogenannte »schwere« Fälle werden üblicherweise in der Klinik behandelt und kommen deshalb in der Praxis des Autors nicht vor, sodass entsprechende Fallbeispiele fehlen. Typisch für solche Fälle wäre aus systemischer Sicht ein sehr verfestigtes Denk- und Kommunikationsmuster (vgl. Abschnitte 4.3 und 4.4), an dem Patienten und ihre Familien starr festhalten und das sie nicht hinterfragen lassen.

Der Wunsch nach einer Psychotherapie entsteht üblicherweise nicht in manischen Zuständen, in denen sich der Patient gut fühlt, und auch nicht in akuten depressiven Zuständen, sondern nach einer Besserung der Symptomatik, um das Erlebte zu reflektieren und neue Zukunftsperspektiven zu entwickeln. Dann kann eine systemische Therapie bei entsprechendem Wunsch des Patienten oder seiner Familie auch bei »schweren Fällen« zu besseren Lösungen in Bezug auf Denkmuster, Lebensgestaltung und Zusammenleben verhelfen, die eine depressive Symptomatik quasi überflüssig werden lassen und ein Leben ohne Manie oder Depression ermöglichen.

5.1.3 Kundenorientierung

Entsprechend einer Kundenorientierung (Schweitzer 1995) geht man bei der systemischen Therapie davon aus, dass der Patient normalerweise selbst am besten entscheiden kann, was gut für ihn ist. Behandlungsangebote können nur dann hilfreich sein, wenn sie mit seinen Sichtweisen kompatibel sind. Sonst wird er sie ablehnen und anderswo Hilfe suchen. Der Patient ist der Auftraggeber, und er wird mit seinen Anliegen ernst genommen.

Frau Ö. formulierte als Therapieziel, zu einem »normalen Leben« zurückzukommen, morgens aufzustehen und den Tag zu vollbringen, wie sie ihn plant, wieder soziale Kontakte zu pflegen und aktiver zu sein.

Wir sollten also grundsätzlich, wenn ein Patient ein mit Gesprächen lösbares Problem annimmt, therapeutische Gespräche anbieten. Sollte er hingegen kein in Gesprächen lösbares Problem sehen und sich seine Motivation auf die medikamentöse Behandlung oder auf Unterstützung in der Alltagsbewältigung beschränken, sollte diese dann zunächst auch erfolgen. Eine Infragestellung des Krankheitskonzepts kann sich anschließen (vgl. Abschnitt 5.1.4).

In jedem Fall sollte der Auftrag auch während der Behandlung immer wieder neu geklärt werden. Das kann eine Erörterung der Chancen und der vom Klienten vielleicht vergessenen oder nicht bedachten Risiken der Auftragserfüllung beinhalten. Wenn z. B. der Auftrag lautet, in einer Familie Konflikte zu lösen, könnte infrage gestellt werden, ob denn die Zeit dazu schon gekommen sei oder ob es für die Beziehungen noch besser sei, diese nicht anzusprechen und die damit verbundene innere Anspannung zu ertragen, auch wenn diese mit dem Preis depressiven Erlebens verbunden sein sollte. Dann kann sich der Klient besser entscheiden und die Verantwortung für die Auftragserteilung und die möglichen Folgen übernehmen. Kundenorientiertes Vorgehen bedeutet, dem Patienten möglichst viel Verantwortung und damit auch Entscheidungsfreiheit für seine Lebensgestaltung zu überlassen, ohne ihn damit zu überfordern.

Zwei Einschränkungen gelten für das Prinzip der Kundenorientierung: Erstens stößt die Kundenorientierung an ihre Grenzen, wenn Patienten durch ihr Verhalten sich selbst oder andere gefährden; hier geht es in erster Linie um Schutz durch soziale Kontrolle und nicht um Problemlösung; dieser Schutz kann normalerweise nur in der Klinik gewährleistet werden. Zweitens bedeutet Therapie, neue Sichtweisen einzuführen, um die geklagten Probleme durch eine Erweiterung des Möglichkeitsraums zu lösen. Heinz von Foerster formulierte dies als ethischen Imperativ:

> »Handle stets so, dass die Anzahl der Wahlmöglichkeiten größer wird« (v. Foerster 1999, S. 41).

Neue Sichtweisen weichen zwangsläufig vom bisherigen Denken und den Erwartungen des Klienten ab und führen damit zu einer Erwartungsenttäuschung, die gut dosiert sein sollte. Wenn sie zu gering ausfällt, ändert die Therapie nichts; wenn sie zu groß ist, fühlt sich der Klient unverstanden und bricht die Therapie ab.

5.1.4 Infragestellung des Krankheitskonzepts

Wie bereits oben beschrieben, gilt »Krankheit«, »Manie« oder »Depression« als Konstrukt, das Sinn machen, aber auch einschränken und behindern kann. Eine Kommunikation über dieses Konstrukt kann helfen, den willentlich beeinflussbaren Bereich des Patienten zu vergrößern.

Watzlawick unterscheidet zwischen Veränderungen erster und zweiter Ordnung. Veränderungen erster Ordnung innerhalb des Krankheitskontexts (vgl. Abschnitt 5.3.1) geschehen unter der Annahme, die Störung des Patienten beruhe auf einem Defizit im körperlichen oder psychischen Bereich, und bedeuten damit einen

> »Wechsel von einem internen Zustand zu einem anderen innerhalb eines selbst invariant bleibenden Systems« (Watzlawick, Weakland u. Fisch 1974, S. 29 f.).

Lösungen zweiter Ordnung hingegen erfolgen auf einer Metaebene als ein »Wechsel, der das System selbst ändert« (a. a. O., S. 30) und gehen mit einer Dekonstruktion der bisherigen Denkweisen einher.

> »Die Operationen einer Dekonstruktion haben nur selten etwas damit zu tun, dass der Patient oder dessen Zuweiser von Diagnosen oder vom Diagnostizieren Abstand nehmen. Viel bedeutsamer ist, ob und wie die Logiken einer Diagnose und ihrer Entscheidungsprämissen in Therapien verstört bzw. dekonstruiert werden [...]. Es bedeutet [...], einen dekonstruierenden Dialog in Gang zu setzen [...]. Das Dekonstruieren als Metamethode ist mehr eine Kunst, denn eine Technik, weil sie jedes Mal neu an vorhandene Weltkonstruktionen (z. B. Diagnosen) ankoppeln muss. Entsprechende

> Interventionen müssen an die vorhandenen Konstruktionen und Sinnstrukturen eines Systems ankoppeln« (Lieb 2014, S. 145 f.).

Durch das Angebot von Umdeutungen wird das Problem aus dem Bezugsrahmen des Pathologischen herausgehoben. Ihm wird eine andere Bedeutung gegeben. Ein Reframing (man stellt es in einen anderen Rahmen) ermöglicht Veränderungen, obwohl die konkrete Sachlage unverändert bleibt.

Mit dem Patienten kann die Frage besprochen werden, welche Konsequenzen es hätte, wenn seine Verhaltensweisen als Ausdruck einer Krankheit oder alternativ als steuerbare Handlung angesehen würden. Bei geschilderten Symptomen kann gefragt werden, welchen Unterschied es machen würde, wenn diese nicht als »vom Himmel gefallene« Manie, sondern als normales Bedürfnis nach Distanz eingestuft würden. Welche Konsequenzen hätte das für den Patienten oder für seine Familie? Würde er dann sein Distanzbedürfnis ansprechen? Wäre das gut oder schlecht? Was wäre besser daran, die Manie als Folge einer Störung des Gehirnstoffwechsels anzusehen?

Frau L. war bei Behandlungsbeginn 36 Jahre alt. (Das Genogramm ist in Abb. 9 dargestellt.) Sie war arbeitslos, früher Bürokauffrau, hatte drei Kinder aus zwei früheren Beziehungen, hatte mit ihren sieben und neun Jahre alten Söhnen eine eigene Wohnung, lebte aber meistens mit ihren Kindern, dem Freund und dessen Tochter zusammen und zog schließlich zu ihm. Ihre 13 Jahre alte Tochter lebte bei ihrem Vater.

In den letzten acht Jahren hatte sie etwa 20 Suizidversuche gemacht und sich selbst verletzt, wenn äußere Belastungen zu groß wurden. Seit etwa zehn Jahren waren die depressiven Phasen zeitweise stunden- bis tageweise unterbrochen von Phasen mit gesteigertem Antrieb, innerer Unruhe und euphorischer Stimmung. Akute depressive Verstimmungen bestanden seit einem Jahr, ausgelöst durch gerichtliche Auseinandersetzungen mit den Vätern ihrer Kinder um das Sorgerecht. Nach einer Klinikbehandlung kam sie anfangs noch depressiv in unsere Praxis; hypomanische Episoden zeigten sich später wieder während der Behandlung. Bei einer Praxiskollegin erfolgte eine medikamentöse Behandlung mit Antidepressiva und Stimmungsstabilisierern. Wegen aktueller Probleme mit dem Freund und mit den Vätern ihrer Kinder wünschte sie eine Psychotherapie; ich empfahl zusätzlich Paargespräche bei meiner Frau, die als Paartherapeutin in unserer Praxis tätig ist.

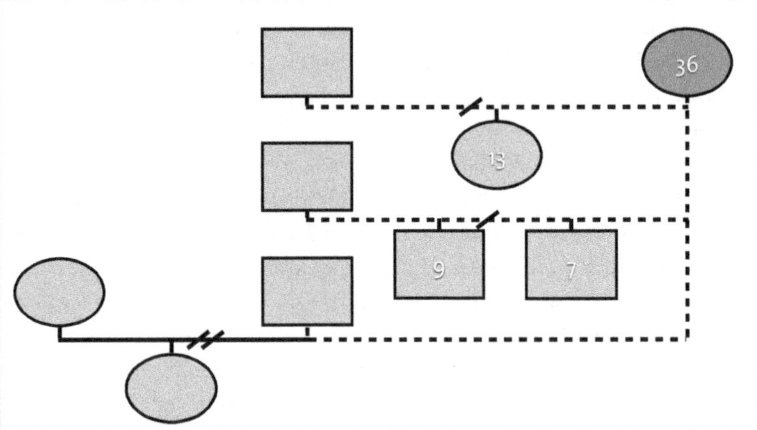

Abb. 9: Genogramm von Frau L.

Drei Paargespräche mit Frau L. und ihrem Freund fanden vor Beginn der Einzeltherapie statt. In diesen Gesprächen wurden sein Umgang mit ihrer bipolaren Störung und die Klärung der Rollen im Hinblick auf ihre und seine Kinder bearbeitet. Der Freund war vollzeitig berufstätig und beruflich stark gefordert, sodass er sich nur begrenzt um seine Tochter kümmern konnte. In der ersten Zeit des Zusammenlebens hatte Frau L. sich sehr an Lebensstil und Gewohnheiten des Freundes angepasst. Sie hatte auch mit großem Engagement die Versorgung und Betreuung seiner Tochter mit übernommen und ihre damit verbundene Überforderung zu spät gemerkt. Seine Tochter ließ sich außerdem von ihr nichts sagen. Frau L. zog sich dann ganz zurück aus der Versorgung. Unterstrichen wurde dieser Rückzug durch verstärkte depressive Symptome.

In den Paargesprächen sollte es um die Erstellung und gemeinsame Vertretung von Familienregeln gehen und um das Besprechen von Konflikten im Zusammenleben. Beide kamen in den Gesprächen auffallend problemlos zu Einigungen. Es wurden einige klare Regeln aufgestellt, die für alle Kinder gelten sollten, und die Partner einigten sich, wann und in welchem Umfang Frau L. ihre eigenen Sachen ins Haus bringen bzw. diese wieder entfernen sollte, wenn es ihrem Partner zu voll wurde. Die Umsetzung der abgesprochenen Regelungen scheiterte aber am Auftreten von manischen oder depressiven Symptomen von Frau L. Im Therapiegespräch beklagte sich der Freund z. B., dass Frau L. das Haus mit ihren Sachen so vollgestellt habe, dass er sich nicht mehr wohlfühle; es herrsche überall Durcheinander, und er wünsche sich, dass sie ihre Sachen sortiere und aufräume. In der Therapie wurde dann zusammen ein Plan entwickelt, wie gemeinsam der Keller aufgeräumt werden sollte. Beim nächsten Mal war dieser Plan gescheitert, weil Frau L. sich entweder wegen ihrer »Depressionen und Antriebslosigkeit« nicht in der Lage gefühlt habe, »das auch noch zu schaffen«, wo doch eh so viel an ihr hängen bleibe; oder beide hätten massiven Streit bekommen, in dem Frau L. aufgedreht und überaktiv ihrem Partner vorgeworfen habe, er bevormunde sie und setze sie unter Druck. In diesem eskalierenden Streit habe Frau L. schon öfter die Beziehung infrage gestellt und ihr Freund sich völlig hilflos gefühlt. Es entstand so der Eindruck, dass Frau L. sich nur über die »Krankheit« gestattete, sich abzugrenzen oder eigenen Wünschen bzgl. des Zusammenlebens Nachdruck zu verleihen.

Der Partner erzählte, wenn sie ihn kritisiere, wisse er oft nicht, ob das ernst gemeint oder Zeichen ihrer Krankheit sei. Sie berichtete, dass er sie mehr schone, wenn es ihr schlecht gehe, z. B. dass er ihr keinen Druck mache, wenn sie es wegen der Depression nicht schaffe aufzuräumen. Sie schien besser zu fahren und weniger zurückstecken zu müssen, wenn sie sich krank zeigte, als wenn sie mit dem Partner in Verhandlungen trat. So war es folgerichtig, dass sie die Paargespräche beendete, als sie mit der Einzeltherapie begann.

In der *ersten Sitzung* der Einzeltherapie äußerte sie ihre Erwartungen. Sie wollte lernen, mit der bipolaren Störung besser umzugehen.

PATIENTIN »Ich möchte besser mit den Symptomen umgehen, sie nicht ignorieren, sondern mit meinem Freund drüber reden, damit er mich in Ruhe lässt, wenn ich das brauche. Er soll für mich da sein und akzeptieren, wenn ich raus muss. Und ich will das auch tun.«

Sie führte ihre Probleme darauf zurück, dass sie vor einem Jahr beim Umzug hierher zu ihrem Freund alles aufgegeben, hier keine Arbeit gefunden und sich vom Freund abhängig gemacht habe.

Thema der *zweiten Sitzung* waren ihre phasenweisen Stimmungswechsel. Wenn sie Elan hatte, kam ihr Freund schlechter mit ihr klar. Die Diagnosestellung der bipolaren Störung führte dazu, dass ihr Freund sie »besser versteht«

und mehr Rücksicht nahm, allerdings auch weniger von sich und seiner Arbeit erzählte.

Ich entwickelte die Hypothese, dass Frau L. mit ihrem symptomatischen Verhalten Nähe und Distanz in der Beziehung regelte und sich durch »Elan« abgrenzte; die Diagnose einer in unserem gesellschaftlichen Kontext als nicht beeinflussbar geltenden Krankheit verschaffte ihr Schonung. Um dieses Krankheitskonstrukt aufzuweichen, führte ich im Folgenden mit hypothetischen Fragen die Möglichkeit einer Beeinflussbarkeit der Symptome ein.

THERAPEUT »Angenommen, Sie wollten in eine depressive Phase kommen: Was müssten Sie tun?«

PATIENTIN »Ich habe noch nie darüber nachgedacht, ob ich das beeinflussen könnte ... Ich müsste über die Dinge nachdenken, die in den letzten Jahren schlecht gelaufen sind.«

THERAPEUT »Und was müssten Sie tun, um in eine Hochphase zu kommen?«

PATIENTIN »Mir ins Gedächtnis rufen, dass ich in den letzten zwei Wochen etwas geschafft habe.«

In der *dritten Sitzung* schilderte sie ihr bisheriges Verhaltensmuster. Aus systemischer Sicht konnten ihre Symptome ressourcenorientiert als Problemlöseversuche beschrieben werden. Um das Sorgerecht für die Kinder nicht zu verlieren, hatte sie für die Kinder eigene Bedürfnisse zurückgestellt und z. B. Yoga und Sport mit der »Ausrede Krankheit« ausfallen lassen. Sie habe sich ausnutzen lassen. Ich konnotierte das von ihr negativ bewertete Verhalten positiv.

THERAPEUT »Dann waren Ihnen die Kinder so wichtig, dass Sie selbst auf viel verzichteten?«

PATIENTIN »Ja.«

THERAPEUT »Wozu waren Ihre früheren Selbstmordversuche gut?«

PATIENTIN »Um Aufmerksamkeit zu kriegen ... ein Hilferuf.«

THERAPEUT »Krankheit und Selbstmordversuche waren für Sie wohl hilfreich, um geschont zu werden. Wieso wollen Sie durch die Therapie etwas ändern und darauf verzichten?«

Diese Frage unterstrich die therapeutische Veränderungsneutralität und implizierte die Möglichkeit des Abwägens, ob Veränderung oder Nichtveränderung besser sei.

PATIENTIN »Ich möchte das selbst entscheiden.«

Als Hausaufgabe empfahl ich ihr, die Risiken zu überlegen, falls sie auf die »Ausrede Krankheit« verzichten wollte.

Vor der *vierten Sitzung* war die Beziehung zum Freund wegen Problemen mit seiner Tochter infrage gestellt worden. Frau L. war danach eine halbe Stunde lang mit dem Auto irgendwo hingefahren, um allein zu sein, und hatte sich dann ins Bett oder in den Keller zurückgezogen mit »Angst, richtig abzusacken«. Um ihre Muster kennenzulernen, fragte ich nach ihren bisherigen Lösungen für solche schwierigen Situationen. In solchen Krisen hatte sie sich früher durch irgendwelche ehrenamtlichen Tätigkeiten, Fernsehen oder Alkoholkonsum versucht zu helfen, suchte aber jetzt bessere Lösungen. Ich bot eine ressourcenorientierte Umdeutung für die Krise an: Statt einer beginnenden Krankheitsphase könnte vielleicht auch die Sorge um ihre Beziehung ihr schlechtes Befinden erklären.

In der *fünften Sitzung* schilderte sie einen zwischenzeitlich einige Tage lang aufgetretenen starken Antriebsmangel, sie habe kaum die Kinder versorgen können. Ärger mit dem Vater ihrer großen Tochter wegen Sorgerechtsfragen und Probleme mit der Tochter des Freundes hätten sie belastet.

THERAPEUT »Es ging wieder ein paar Tage schlecht, haben Sie gesagt. Wie erklären Sie sich, dass es so war?«

Damit fragte ich nach der Wirklichkeitskonstruktion der Patientin über ihr Problem.

PATIENTIN »Das ist, wenn die Tage sind, an denen ich total viel Elan habe, dann mache ich auch total viel, und ich war einfach kaputt. Ich habe dann zu gar nichts mehr Kraft. Ich habe es an den Tagen übertrieben und konnte dann nicht schlafen.«

THERAPEUT »Davor?«

PATIENTIN »Ja.«

Therapeut: »Das heißt, Sie haben zu viel gemacht und waren dann erschöpft?«

PATIENTIN »Ja.«

THERAPEUT »Das heißt, das ist möglicherweise eine Erschöpfung?«

Patientin nickt.

THERAPEUT »Wieso haben Sie davor zu viel gemacht und es übertrieben?«

PATIENTIN »Eigentlich hatte ich nicht das Gefühl, dass ich es übertreibe, aber es musste noch einiges erledigt werden.

Nach dieser Erklärung der Patientin bot es sich an, hypothetisch die Möglichkeit von Alternativen einzuführen und deren Konsequenzen zu erfragen.

THERAPEUT »Was wäre passiert, wenn Sie es nicht übertrieben hätten? Man hätte sich auch denken können: Sie machen vorher weniger und kommen nicht in die Erschöpfung ...«

PATIENTIN »Nichts. Dann wären ein paar Sachen liegen geblieben.«

THERAPEUT »Wie hätten Sie das ertragen? Und der Freund?«

Patientin *(lenkt ab)* »... Überall ist etwas liegen geblieben, und das musste wieder weg ... Da ist mir erst bewusst geworden, was für ein Chaos ich veranstaltet habe. »

THERAPEUT »Sie haben das Muster: Sie machen zu viel, und dann sind Sie erschöpft ... eine Möglichkeit wäre, dass Sie sagen: ›Dieses Muster zu leben, ist in Ordnung.‹ Dann ist ja o. k. Es könnte auch sein, dass Sie sagen, das ist nicht in Ordnung. Dann wäre die Frage: Was wäre passiert, wenn Sie es anders gemacht hätten? ... Wäre das gut oder schlecht gewesen?«

PATIENTIN »Ich habe es nicht so schlimm empfunden, dass ich erschöpft war ...«

THERAPEUT »Das heißt, in gewissem Ausmaß ist es in Ordnung, dass Sie sich verausgaben und erschöpft sind und sich dann ausruhen? Dann ist es ja gut. Heißt das, dass die Struktur, die Sie Ihrem Leben geben, in Ordnung ist?«

PATIENTIN »Für mich: ja ...«

THERAPEUT »... Für wen nicht?«

PATIENTIN »Für meinen Freund. Er erträgt lange, wenn ich Chaos mache, aber dann kommt der Zeitpunkt, wo es ihn ankotzt, dann gibt es meistens Stress ...«

THERAPEUT »Das heißt, das Chaos hilft auch, Distanz vom Freund zu kriegen ..., wenn es mal zu eng ist?«

PATIENTIN »Ja, eigentlich schon.«

Diese Sequenz zeigte, dass Frau L. mit ihrem bipolaren Muster ganz zufrieden war und eher das Umfeld darunter litt.

Bis zur *sechsten Sitzung* ging es wieder besser mit ihrem Freund, aber die Sorgerechtsregelung bezüglich ihrer ältesten, bei ihrem Vater lebenden Tochter belastete sie, weil man ihr unterstellte, sie könne wegen ihrer bipolaren Störung die Kinder nicht versorgen. Ich externalisierte ihre Störung:

THERAPEUT »Und wie ist es mit Ihrer bipolaren Störung? Ist die gerade da oder nicht da? Sie sagen, die geht nie weg. Wo ist sie im Moment?«

PATIENTIN »Im Moment ist eine Phase, wo ich sage: eigentlich ganz normal. Aber in den letzten Wochen war ich öfter oben raus und total unruhig.«

THERAPEUT »Wie oben raus?«

PATIENTIN »Dass ich einfach viel zu viel gemacht habe und alles Mögliche machen wollte. Und das ist es, was bei uns immer zu Stress führt, weil ich meine, ich muss dieses und jenes machen. Dann ist mein Freund oft überfordert, in diesen Situationen.«

THERAPEUT »Wie lange geht das dann so? Tage, eine Woche, einen Monat?«

PATIENTIN »Ein paar Tage meistens. Irgendwann kommt dann die Situation, wo ich total fertig bin und total erschöpft und dann gar nichts mehr machen kann. Das hatte ich auch, dass ich kaum geschafft habe, mich um die Kinder zu kümmern. Ich habe es schon geschafft, aber es ist dann immer ziemlich schwer. Und wenn sie dann aus dem Haus sind, dann bin ich meistens nur auf dem Sofa gehockt und habe nichts mehr gemacht. Und nur noch geschaut, wie viel Uhr es ist, damit ich rechtzeitig etwas fürs Essen vorbereite. Sonst lief gar nichts mehr.«

THERAPEUT »Wir haben uns zuletzt vor drei Wochen gesehen. Wie oft war es in dieser Zeit?«

PATIENTIN »Eine Phase von ein paar Tagen Hoch und danach kam das Tief letzte Woche.«

THERAPEUT »Wie lange war das Tief?«

PATIENTIN »Meistens mehr als eine Woche, bis ich wieder so halbwegs ... Es kommt immer drauf an, wie die Situation ist. Wenn die Kinder über das Wochenende weg sind und ich das Wochenende mich um nichts kümmern muss ..., dann kann ich schneller Kraft sammeln, wenn ich nur nach mir gucken muss.«

THERAPEUT »Das Tief ist, weil Sie erschöpft sind?«

PATIENTIN »Ja, ich denke schon. Aber dann kommen auch die Gedanken, dass ich nichts auf die Reihe kriege und alles schlecht mache, was ich mache ...«

In dieser Sequenz hatte Frau L. meine frühere Umdeutung ihrer Depression als Erschöpfung übernommen und beschrieb Zusammenhänge ihrer Symptome mit ihrer Lebenssituation. Damit hatte sie ihre prinzipiellen Einflussmöglichkeiten auf die Symptome schon erhöht. Die Frage einer Veränderung oder überhaupt einer Veränderungsmotivation stand allerdings noch im Raum. Ich explorierte nun diesen Bereich unter Einhaltung einer Veränderungsneutralität.

THERAPEUT »Sind Sie zufrieden mit den Wechseln, mit dem Hoch und Tief?«

PATIENTIN »Nein.«

THERAPEUT »Wieso nicht?«

PATIENTIN »Es nervt halt.«

THERAPEUT »Was nervt?«

PATIENTIN »Weil in den Phasen, in denen es mir nicht gut geht, viel liegen bleibt. Ich habe so viel Wäsche gehabt ... das ist einfach nervig.«

THERAPEUT »Aber Sie gleichen es doch wieder aus in der Hochphase ...?«

PATIENTIN »Ja, schon.«

THERAPEUT »Wo ist dann das Problem?«

PATIENTIN »Ich fand es besser, wie es früher war, dass ich meinen geregelten Ablauf hatte.«

THERAPEUT »Wieso ändern Sie es dann nicht?«

Patientin *(lacht)* »Das versuche ich.«

THERAPEUT »Wenn Sie sagen, Sie sind erschöpft in der Hochphase, dann müssen Sie sich weniger erschöpfen, dann kommt vielleicht weniger Tiefphase. Haben Sie das mal probiert?«

PATIENTIN »Ja, ... mehr Regelmäßigkeit, da will ich wieder hinkommen.«

Nachdem die Einflussmöglichkeiten auf die Symptome zunahmen, stellte sich nun die Frage, welche guten Seiten des Status quo einer Veränderung entgegenstanden.

THERAPEUT »Was wäre denn schlechter, wenn die Hoch- und Tiefphasen nicht wären?«

Patientin *(überlegt)* »Ich weiß nicht, was dann schlechter wäre. Eigentlich wäre es nur gut.«

THERAPEUT »Das heißt, Sie würden die Hochphasen nicht vermissen?«

PATIENTIN »Nein.«

THERAPEUT »Dann können Sie es ja mal ausprobieren mit der Regelmäßigkeit.«

...

THERAPEUT »Was ist denn anders, wenn Sie in der Hochphase sind? Und was ist da vielleicht auch gut in der Hochphase ...?«

PATIENTIN »Was nicht gut ist ... Ich habe das Gefühl, ich muss raus und gehe viel einkaufen ...«

THERAPEUT »Kaufen Sie mehr ein, als Sie Geld haben?«

PATIENTIN »Das kommt schon vor, ja ... Und wenn ich kein Geld mehr hatte, konnte ich keine Lebensmittel mehr einkaufen.«

THERAPEUT »Ist das gut?«

PATIENTIN »Das war gar nicht gut. Wir hatten dann nichts mehr zu essen im Kühlschrank.«

THERAPEUT »Und was haben Sie eingekauft vorher?«

Patientin *(lacht verlegen)* »Klamotten.«

THERAPEUT »So ganz unglücklich wirken Sie nicht, wenn Sie davon erzählen.«

Patientin lacht.

...

THERAPEUT »Was war noch anders in der Hochphase?«

PATIENTIN »So schlecht ist die jetzt nicht. Ich habe das ganze Erdgeschoss geputzt ... Sie ist nicht so schlecht, die Hochphase ... Das Schlimme ist, dass ich weiß, irgendwann kommt dieser Erschöpfungszustand und dann geht es mir schlecht.«

Frau L. fühlte sich in ihren hypomanischen Phasen offensichtlich wohl, sodass eine starke Ambivalenz bezüglich einer Veränderung anzunehmen war.

THERAPEUT »Und wie ist es in der Tiefphase mit dem Freund?«

PATIENTIN »Die ist nicht mehr so schlimm, wie sie mal war. Inzwischen ist es so, dass ich dann auf ihn zugehen kann und mich in den Arm nehmen lassen kann, wo ich ihn früher oft weggeschubst habe. Ich nehme das jetzt eher an, weil ich merke, es tut mir gut ..., auch zu wissen, er ist da und unterstützt mich.«

Auch die Tiefphase erbrachte einen Gewinn, den der Unterstützung durch den Freund.

In der Zeit bis zur *siebten Sitzung* war auf Betreiben der Krankenkasse wegen ihrer wochenlangen Krankschreibung eine Rehabilitationsbehandlung in einer psychosomatischen Klinik erfolgt. Nach der Schilderung von Frau L. war dort die Medikation geändert und in der Gruppe erklärt worden, »wo es mit den Botenstoffen nicht passt«. Sie erlebte die Klinikbehandlung insgesamt als wenig hilfreich und ließ sich durch das biologische Krankheitsmodell nicht sonderlich beeinflussen.

In der Rehaklinik war damit eine biologische Erklärung für das psychische Problem eingeführt worden: die Wirklichkeitskonstruktion, die Botenstoffe seien gestört. Ich ging dann der Frage nach, welche Wirklichkeitskonstruktion für Frau L. hilfreicher sein könnte.

Therapeut: »So, wie Sie es schildern, gibt es neue Fragen, zumindest für mich. Jetzt haben Sie Zusammenhänge (Ihres Befindens) mit der Schichtarbeit des Freundes festgestellt, und die andere Idee war ja, es könnten die Botenstoffe sein. Und da gibt es ja Hinweise, die für das eine sprechen, und Hinweise, die für das andere sprechen ... Was wäre, wenn herauskäme, dass es eher mit Ihrer Lebenssituation zusammenhängt oder wie Sie sich in der Lebenssituation verhalten?«

Patientin »Da hätte ich nichts dagegen.«

Ich gab ihr die Hausaufgabe, zu beobachten, wo ihr Lebensstil eine Rolle bei der Entwicklung ihrer Symptome spielen könnte.

In der *achten Sitzung* ging es ihr gut. Sie hatte im Gespräch mit dem Freund erkannt, dass es ihr vor allem während seiner Abwesenheit bei seiner Spätschicht nicht gut ging, und hatte sich jetzt zugestanden, dann zu heulen und nicht die Starke spielen zu müssen.

Therapeut »Hatten Sie auch Hochphasen in der Zwischenzeit?«

Patientin »Ja, aber nicht so extrem. Es kam vor, dass ich viel gearbeitet habe und shoppen gegangen bin, weil es mir gut ging. Aber nicht so extrem, dass ich danach komplett am Ende war. Ich merke inzwischen rechtzeitig, dass ich aufhöre ... Ich habe ein paar Mal zu meinem Freund gesagt: ›Jetzt reicht es.‹ ... Sonst wird es zu viel. Sonst übernehme ich mich wieder. Ich mache jetzt relativ zeitnah Pausen ... Früher hatte ich ein schlechtes Gewissen und machte den ganzen Tag weiter.«

Therapeut »Das heißt, ein Stück weit ist es auch steuerbar ...?«

Patientin nickt.

Frau L. beschrieb hier schon eine deutliche Veränderung ihres Verhaltens seit Beginn der Therapie. Um die noch offenen Punkte zu erfahren, stellte ich erneut die Frage nach der Funktion der Symptome aus heutiger, möglicherweise veränderter Sicht.

Therapeut »Wenn Sie es so betrachten: Wozu könnte es gut sein, sich ab und zu in Hochphasen und ab und zu in Tiefphasen zu manövrieren? ... Wozu können die Hochphasen gut sein?«

PATIENTIN »Dass ich einiges schaffe ...«

THERAPEUT »Wozu könnten die Tiefphasen gut sein?«

PATIENTIN »Ruhe zu haben, gerade wenn die Kinder da sind. Wenn ich sage: ›Mir geht es nicht gut, ich brauche Ruhe‹, akzeptieren sie das inzwischen.«

Um die Verhaltensoptionen zu erweitern, führte ich hypothetisch alternative Möglichkeiten ein.

THERAPEUT »Jetzt wissen ja alle in der Familie, dass Sie die Diagnose ›bipolare Störung‹ haben. Was würde es für einen Unterschied machen, wenn Sie ohne die Diagnose sagen würden: ›Ich brauche Ruhe und ziehe mich zurück‹? Oder: ›Ich bin gut gelaunt und kaufe ein‹? Was würde es für einen Unterschied machen?«

PATIENTIN »Beim Freund wäre es definitiv so, dass er es akzeptieren würde, weil er sich auch Auszeiten nimmt und das braucht ...«

THERAPEUT »Gäbe es einen Unterschied beim Einkaufen ...?«

PATIENTIN »Nein.«

THERAPEUT »Was wäre für die Kinder anders?«

PATIENTIN »... Ich glaube, dass sie sich schnell daran gewöhnt hätten, egal ob mit Diagnose oder ohne. Ich habe es nicht gemacht, nie, weil ich immer gedacht habe, ich muss für alle da sein und es hinkriegen ...«

THERAPEUT »Glauben Sie, die Idee, Sie müssten für alle da sein, hat dazu beigetragen, dass es Ihnen zeitweise schlechter gegangen ist?«

PATIENTIN »Ja. Weil ich mich oft übernommen habe ...«

THERAPEUT »Hat das eher zur Depression oder zur Manie geführt?«

PATIENTIN »Eher zur Depression.«

...

THERAPEUT »Wie kam es dann zu den aufgedrehten Episoden?«

PATIENTIN »Meistens nach dem Wochenende, wenn die Kinder weg waren und ich Zeit hatte auszuruhen und zu machen, wonach mir der Sinn steht, und ich dann einen Tatendrang hatte.«

Es ging ihr weiterhin gut. In der neunten Sitzung berichtete sie über weitere Veränderungen durch die Therapie.

THERAPEUT »Was machen Sie jetzt anders als vorher?«

PATIENTIN »Ein großer Punkt ist, dass ich gelernt habe, es hinzunehmen, wie der Tag ist. Wenn es mir schlecht geht, einfach auch zu sagen: ›Dann mach ich heute halt nichts.‹ Oder wenn ich schlecht geschlafen habe, dass ich mich an diesem Tag noch mal hinlegen muss, dann mach ich das halt auch ... Ich glaube, das ist ein ganz wichtiger Punkt ...«

THERAPEUT »Das haben Sie früher nicht so gemacht?«

PATIENTIN »Nein, gar nicht. Da habe ich mich durchgequält, dann ist es schlimmer geworden, und ich konnte am Tag darauf gar nicht mehr ... Auch den Kindern gegenüber mal Nein zu sagen ... Da sind sie zwar noch nicht ganz damit einverstanden, aber das hat anders keinen Sinn.«

...

THERAPEUT »Es ging Ihnen ja oft und lange schlecht in der Vergangenheit. Sie haben auch mehrfach versucht, sich das Leben zu nehmen. Wie erklären Sie sich im Rückblick, dass es so war?«

PATIENTIN »Ich war der Meinung, ich muss alles allein machen, ich muss alles schaffen, es muss immer alles aufgeräumt und sauber sein, und ich habe mich komplett übernommen mit den Sachen, weil ich auch immer arbeiten war. Aber ich war immer der Meinung, dass mein Exmann das so gefordert hat ... Jetzt sind Küche und Bad ordentlich, der Rest bleibt liegen. Ich muss auch etwas für mich tun.«

Frau L. hatte jetzt ihre Idee, eine perfekte Hausfrau sein zu müssen, aufgegeben, und fühlte sich mit dieser Veränderung besser.

Bis zur *zehnten Sitzung* ging es weiterhin gut.

PATIENTIN »Gut ... Es ist so, dass Lamotrigin erhöht wurde, es ziemlich gleichbleibend ist und das Hoch und Tief nicht mehr kommt; es mussten auch alle um mich rum damit leben, wenn ich gesagt habe: ›Stop! Jetzt geht es nicht mehr. Ich brauche Pause.‹ Das habe ich ganz gut geschafft.«

Aus systemischer Sicht könnte der Stimmungsstabilisierer Lamotrigin zwar zu einer gewissen Nivellierung der Gefühlslage beigetragen haben. Die Auslöser für die Hoch- oder Tiefphasen waren aber durchweg Phänomene des sozialen Systems gewesen, und der Umgang mit diesen Auslösern auf der Denk- und Verhaltensebene und die aktiven Handlungen der Patientin trugen mit Sicherheit mehr zu ihrer Stabilisierung bei.

Sie schilderte dann, dass die letzte Hochphase drei Monate zurück lag, die letzte Tiefphase ein halbes Jahr. Sie führte die Veränderung einerseits auf die Medikamentenumstellung und andererseits auf ihr verändertes Verhalten, sich abzugrenzen und Ruhe zu gönnen, zurück.

THERAPEUT »Machen wir mal einen Rückblick auf die bisherige Therapie.«

PATIENTIN »Es hat sich viel verändert. Die Therapie hat mir immer Kraft gegeben. Die Hoffnung, dass es besser wird, hat Früchte getragen.«

THERAPEUT »Gab es Dinge, die besonders wichtig waren?«

PATIENTIN »... einen anderen Blickwinkel zu finden, ... Was ganz wichtig war, immer wieder schauen: Was ist das Positive und Negative an dem Hoch und Tief, sich darüber Gedanken machen ... Aus diesen Sachen heraus habe ich versucht, Lösungen zu finden, wie es besser und stabiler werden kann. Das war der ganz große Punkt.«

THERAPEUT »Aus heutiger Sicht: Was war das Positive und Negative?«

PATIENTIN »Das Positive am Tief war, zu sehen: Das sind die Grenzen. Das war nicht gut, weil alles liegen geblieben ist und sich aufgestaut hat. Dann war die Hochphase notwendig, um wieder Licht in das Chaos zu bringen. Aber es war halt sehr anstrengend.«

...

PATIENTIN »Ich habe auch immer mir die Schuld an allem gegeben und hatte das Gefühl: ›Ich bin eh nichts wert.‹ ... Da muss ich sagen: Das Selbstbewusstsein ist wieder da.«

Zusammenfassung: Frau L. hatte seit Jahren viele depressive und hypomanische Episoden und etwa 20 Selbstmordversuche unternommen. Sie erlebte ihre Symptome als nicht beeinflussbar, zum Teil durch äußere Belastungen ausgelöst. Die Diagnosestellung einer bipolaren Störung führte zu Schonung und einer Stabilisierung ihrer Beziehung zum Freund. Im Verlauf von zehn Monaten wurden zehn Therapiesitzungen durchgeführt, parallel dazu erfolgte eine medikamentöse Behandlung. In der Therapie war die Erörterung der Funktion der Symptome im sozialen Umfeld ein immer wiederkehrendes Thema. Mit hypothetischen Fragen führte ich für die Patientin neue Erklärungsmöglichkeiten ein, wie z. B. Nähe-Distanz-Regelung oder Erschöpfung. Ihr gutes Gefühl in den hypomanischen Episoden und ihre Ambivalenz bezüglich einer Veränderung wurden deutlich. Ich wahrte eine Konstruktneutralität bezüglich der Frage, welche Erklärung für sie nützlicher sein könnte (Botenstoffe, Lebenssituation, beeinflussbar, nicht beeinflussbar usw.), und eine Veränderungsneutralität bezüglich der Frage, ob Veränderung oder Nichtveränderung besser seien. Angeregt durch die neuen Wirklichkeitskonstruktionen, gab Frau L. ihre Idee, eine perfekte Hausfrau sein zu müssen, auf und wagte Veränderungen, indem sie sich besser abgrenzte, Überlastung vermied, und sich Ruhephasen gönnte.

5.1.5 Lösung von Problemen

Die systemische Therapie berücksichtigt die Kontexte (vgl. Abschnitt 5.3), in denen Symptome als Lösungen von Problemen erscheinen können, und relativiert damit das Konstrukt »Krankheit«. Bei entsprechendem Auftrag des Klienten hat sie das Lösen von Problemen zum Ziel.

> »Problem« kann definiert werden als »etwas, das von jemandem einerseits als unerwünschter und veränderungsbedürftiger Zustand angesehen, andererseits aber auch als prinzipiell veränderbar angesehen wird« (v. Schlippe u. Schweitzer 2012, S. 158).

Probleme müssen nicht Ausdruck einer Dysfunktion sein, sondern können zufällig infolge einer Verkettung unglücklicher Umstände entstehen und problematische Kommunikationen nach sich ziehen; das Problem erschafft dann ein problemdeterminiertes System oder Problemsystem (Anderson u. Goolishian 1990; Goolishian u. Anderson 1997). So dreht sich in der Familie z. B. alles um das Problem »Manie«. Die Wirklichkeitskonstruktionen und Handlungen rund um das Problem sind mit Leiden verbunden. Das Problem gilt als gelöst, wenn die Betroffenen (Patienten, Klienten, Familien) meinen, es sei gelöst.

In psychotherapeutischen oder psychiatrischen Arbeitsfeldern können vonseiten der Klienten verschiedene Probleme geäußert werden, so zum Beispiel: die Depression, die Manie, die Antriebsarmut, die familiären Probleme, das fehlende Selbstbewusstsein, die Schlafstörung und innere Unruhe, die mangelnde Wirkung der Medikamente, die fehlende Belastbarkeit bei der Arbeit, die Ablehnung des Rentenantrags usw.

Ein Problem kann im Therapiegespräch konstruiert werden, wenn der Patient kein Problem beschreibt und der Therapieauftrag in der Beseitigung von Symptomen besteht. Für das so zu konstruierende Problem sollte das symptomatische Verhalten als Problemlösungsversuch angesehen werden können (vgl. Schleiffer 2012, S. 26).

Zum Beispiel kann bei der Schilderung des Symptoms »Antriebsarmut« manchmal das Problem konstruiert werden, dass aggressive Verhaltensweisen den familiären Zusammenhalt gefährden würden; dann dient die Antriebsarmut dem Familienfrieden. Im Fall einer manischen Überaktivität könnte das Problem konstruiert werden, dass Passivität und dauernde Anpassung an die familiären Normen zu einem Defizit an Selbstbewusstsein führen könnten; das ausschweifende Leben in der Manie verhilft dann zu einem Ausleben zu kurz gekommener Bedürfnisse.

Wenn der Auftrag, das Problem zu lösen, erfüllt ist, kann die systemische Therapie beendet werden. Der Therapeut sollte sich an den Auftrag des Klienten halten und nicht zum Problem machen, was für den Klienten keines ist. So wird es zum Beispiel für den Therapeuten anstrengend, »die bipolare Störung zu heilen«, wenn der Patient diese nicht als Problem definiert und nicht den Wunsch äußert, sich von ihr zu verabschieden, sondern nur eine Unterstützung für seinen Rentenantrag erwartet.

Wenn der Patient nur ein Medikament gegen die Manie oder Depression möchte, beschränkt sich der Auftrag an den Arzt lediglich darauf, und die möglicherweise damit zusammenhängenden familiären Konflikte werden nicht als Problem definiert. Dann können neue Sichtweisen angeboten werden, die ein zugrunde liegendes Problem konstruieren. Zum Beispiel könnten Gespräche angeboten werden, um die Kontexte der Manie oder Depression zu klären und Verhaltensänderungen zu erarbeiten, die eine Flucht in die Manie oder einen depressiven Rückzug unnötig machen. Dann kann der Patient seinen Auftrag überdenken und ggf. neu formulieren.

Manche Patienten definieren ihren laufenden Rentenantrag als Problem und erwarten vom Therapeuten, dass dieser nach einer Psychotherapie die Schwere ihres Krankheitsbilds für den Rentenversicherer bestätigen kann. Da diesem Wunsch nur nach einer zwangsläufig erfolglosen Therapie entsprochen werden kann, muss der Therapeut entscheiden, inwieweit er unter Berücksichtigung seines Arbeitskontextes diesen Auftrag annehmen möchte. Alternativ könnte er auch vor den Folgen einer erfolgreichen Therapie warnen: Eine Heilung schließt natürlich eine Rentengewährung aus.

Die im Folgenden beschriebenen Prinzipien und Methoden der Problemlösung werden in Abhängigkeit von der jeweiligen Problemlage, der vorherrschenden Ambivalenz und dem Auftrag des Patienten eingesetzt. Sie überschneiden sich.

5.1.6 Ressourcenorientierung

Die systemische Haltung ist ressourcenorientiert. Man traut dem Klienten zu, dass er prinzipiell in der Lage ist, seine Probleme zu lösen und sich zu verändern, aber bisher gute Gründe hatte, sich nicht zu verändern. Eine vertrauensvolle Beziehung zwischen Therapeut und Patient ist die Grundlage für ein gemeinsames Suchen nach besseren Lösungen. Die bisherigen Lösungsversuche des Patienten für sein Leben sind mit Respekt anzuerkennen und auch explizit zu würdigen und positiv zu konnotieren.

Eine ressourcenorientierte Sicht auf manische Symptome könnte die Fähigkeit anerkennen, damit Distanz schaffen und den expansiven Bedürfnissen Geltung verschaffen zu können.

5.1.7 Neutralität

Neutralität als therapeutische Haltung

Das systemische Konzept zur Würdigung der Ambivalenzen des Klienten oder seiner Familie ist Neutralität. Eine neutrale Haltung (Selvini Palazzoli et al. 1981; Retzer 2002) des Therapeuten ermöglicht dem Patienten, selbst Entscheidungen zu treffen. Der Patient wird als Person ernst genommen und respektiert, wenn man ihm zutraut, selbst den richtigen Weg für sich zu finden und Verantwortung für sich zu übernehmen. Man kann im psychiatrischen und psychotherapeutischen Bereich folgende Formen von Neutralität unterscheiden: Konstruktneutralität, Veränderungsneutralität, soziale Neutralität und Methodenneutralität.

Konstruktneutralität

Bei der Konstruktneutralität steht die Respektlosigkeit (Cecchin, Lane u. Ray 1993) gegenüber Bewertungen und Theorien, insbesondere Lebensentwürfen und Krankheitstheorien, im Mittelpunkt. Man kann hypothetisch verschiedene Wirklichkeitskonstruktionen auf die Situation des Patienten anwenden und die jeweiligen Vor- oder Nachteile bzw. Konsequenzen durchsprechen. So könnte die vorliegende bipolare Störung als vom Patienten beeinflussbares Verhalten oder als erbliche Krankheit erklärt werden, was zu jeweils unterschiedlichen Reaktionen der Familienmitglieder führen würde. Es wird nicht die Wahrheit, sondern die Nützlichkeit verschiedener Konstrukte diskutiert.

Eine Konstruktneutralität kann sich in folgenden Fragen niederschlagen:

»Angenommen, Sie würden Ihre Manie nicht als Folge einer Stoffwechselstörung, sondern als Ausdruck einer Lebenskrise sehen: Was würden Sie dann anders machen?«

»Angenommen, Ihre Frau hätte gute Gründe, sich manisch zu verhalten: Was würde das für Ihre Ehe bedeuten?«

Herr T., ein 66 Jahre alter, verheirateter, berenteter Betriebswirt mit einem erwachsenen Sohn, berichtete über mehrere, zum Teil schwere depressive Episoden in den letzten 20 Jahren, dazwischen einige euphorische Phasen, in denen er sich »glücklich« fühlte. Er wollte durch die Therapie mehr »Stressresistenz« bekommen. Auslöser für die depressiven Episoden waren äußere Belastungen: vor 20 Jahren das Drogenproblem des Sohnes, einige Jahre später Mobbing bei der Arbeit, vor sechs Jahren der Beginn des Vorruhestands und vor einem Jahr wieder Sorgen um den drogenabhängigen Sohn. Wenn er etwas erfolgreich abgeschlossen hatte, kam er in eine euphorische Phase, in der er überaktiv alle möglichen Dinge erledigte und sich von seiner Frau nichts mehr sagen ließ. Im Verlauf von 14 Monaten wurden sieben Therapiesitzungen durchgeführt.

In seiner Wirklichkeitskonstruktion setzten die verschiedenen Belastungen und auch die Depression seine »Stressresistenz« herab. Seine Frau übernahm diese Wirklichkeitskonstruktion und entlastete ihn bei den anfallenden Schreibarbeiten, Post- und Bankgeschäften. »Sie weiß, dass sie mich vorsichtig anfassen muss, wenn ich im Loch bin.« Offene Auseinandersetzungen fanden in der Ehe nicht statt. Wenn ihm etwas zu viel wurde, grenzte er sich nicht ab, um einen Familienkrach zu vermeiden. Bei Unstimmigkeiten kommunizierten beide über E-Mail. Hilfreich und entlastend fand Herr T. die einzige stationäre Behandlung vor einem Jahr, weil dort die für ihn beruhigende Diagnose einer bipolaren Störung gestellt wurde. Alle wussten nun, dass er krank war, und die phasenprophylaktische Medikation wurde von ihm als hilfreich erlebt.

Zwei Psychotherapien vor 20 und vor zehn Jahren hatten nach seiner Schilderung keinen wesentlichen Effekt. Eine Paartherapie vor einem Jahr im Umfang von zwei Sitzungen hatte die Kommunikation mit seiner Frau verbessert.

In der Einzeltherapie war die Beziehung zu seiner Frau ein wesentliches Thema. Herr T. war unwillig bei Anforderungen seiner Frau und unlustig zum regelmäßigen Golfspielen oder zum Erledigen der Post. Er war ambivalent, inwieweit er das der Krankheit »bipolare Störung« oder seinen eigenen normalen Bedürfnissen zuschreiben sollte. Die Zuordnung zur Krankheit verschaffte ihm Schonung; die Zuordnung zu seinen Bedürfnissen würde bedingen, dass er gegenüber seiner Frau Halt sagen und sich schuldig fühlen müsste.

Wir sprachen die Konsequenzen beider Optionen durch. Ich gab ihm die Aufgabe, übungsweise ab und zu gegenüber seiner Frau Halt zu sagen, auch wenn ihm nicht danach sei, und die Reaktion seiner Frau zu beobachten. Dadurch wurde die Kommunikation zwischen den Eheleuten besser. Er konnte schließlich auch seinen Wunsch umsetzen, den tristen Winter, der ihn immer leicht depressiv gemacht hatte, auf Teneriffa zu verbringen. Durch diese Veränderungen fühlte er sich schließlich auch »stressresistenter«.

Eine therapeutische Konstruktneutralität kann Lösungen mit den unterschiedlichen Konstrukten ermöglichen. Das kann im einen Fall die Auflösung des Krankheitsdenkens bedingen, im anderen Fall die Einführung eines Krankheitskonstrukts als Lösung.

Der jetzt 27 Jahre alte Herr W. hatte im Alter von 23, 24 und 25 Jahren drei depressive Episoden und war mit 26 wegen einer manischen Episode in stationärer Behandlung, seitdem ging es ihm gut. Medikamentös erfolgte eine Rezidivprophylaxe mit Lithium. Er erwartete von der Psychotherapie Hilfen, um nicht wieder in eine Depression oder Manie zu kommen.

Als Auslöser für die depressiven Episoden sah er Stress durch Prüfungen, Diplomarbeit bzw. erste Arbeitsstelle. Danach habe er nicht mehr in eine Depression kommen wollen, eine »Schutzmauer« dagegen aufgebaut, sich mit Freunden getroffen, ein Auto und Klamotten gekauft, den Job nicht weiter machen wollen und sich mit den Eltern gestritten. Um nicht wieder in die Depression zu rutschen, habe er sich in seine eigene Welt gesteigert, Probleme beiseitegeschoben und große Pläne geschmiedet. Er habe sich dabei gut gefühlt und sein Verhalten nicht als krankhaft gesehen.

In acht Sitzungen im Zeitraum von eineinhalb Jahren wurden seine Sichtweisen und alternative Möglichkeiten im Umgang mit Belastungen besprochen. Er suchte sich eine andere, weniger stressige Arbeit und konnte Krisen als lösbare Probleme einordnen, ohne durch Katastrophendenken in eine Depression zu kommen. Aus einer neuen Perspektive ordnete er sein früheres streitbares Verhalten nun nicht mehr als normal ein, sondern als manisch und damit als krankhaft. Die Sichtweise, in seiner früheren Streitbarkeit krank gewesen zu sein, entsprach seinen Moralvorstellungen besser als die Idee, ein grundsätzlich streitbarer Mensch zu sein. Nicht nur gegenüber sich selbst, sondern auch gegenüber seiner Familie diente die Sichtweise als Krankheit einer Schuldentlastung. Er nahm nun die verordneten Medikamente gewissenhaft ein. Neben einer besseren Fähigkeit im Umgang mit Problemen hatte er auch gelernt, das Krankheitskonstrukt für sich sinnvoll zu nutzen.

Veränderungsneutralität

Bei der Veränderungsneutralität geht es um die vom Therapeuten nicht zu entscheidende Frage, ob Veränderung oder Nichtveränderung für den Patienten besser sei. Dies impliziert auch die Entscheidung für oder gegen eine Psychotherapie, die mit Veränderung verbunden sein kann.

Die Entstehung einer Motivation für Veränderung bzw. für die Beibehaltung des Status quo ist ein komplexer und nicht immer bewusst ablaufender oder steuerbarer Vorgang, den man mit der Metapher der Waage beschreiben kann (Miller u. Rollnick 2004) (Abb. 10). Wenn der Status quo einen hohen Nutzen bringt und die Kosten einer Veränderung und die damit verbundenen Risiken zu hoch sind, sinkt die Waagschale zugunsten des Status quo.

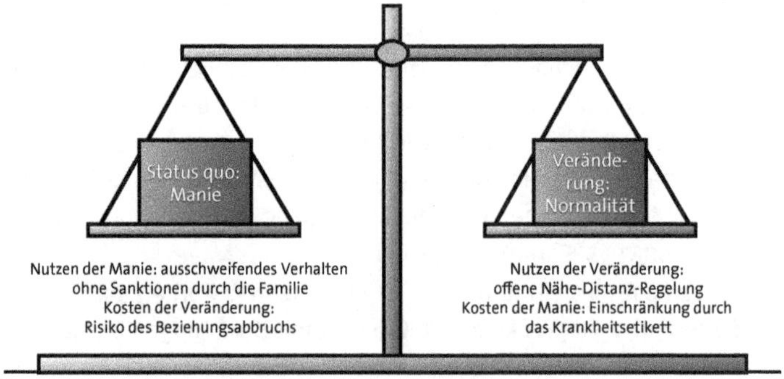

Abb. 10: Die Waage der Ambivalenz (modifiziert nach Miller u. Rollnick 2004, S. 34)

Man bezeichnet die positiven Auswirkungen einer psychischen Störung auch mit dem Begriff des »Krankheitsgewinns«. In der Psychoanalyse nennt man die Entlastung von der inneren Konfliktspannung »primären Krankheitsgewinn«, die sozialen Vorteile durch die Symptome »sekundären Krankheitsgewinn«. Dansak (1973) bezeichnet den Gewinn für das soziale System als »tertiären Krankheitsgewinn«. So hat zum Beispiel der Ehemann eine Lebensaufgabe darin gefunden, seine phasenweise manische oder depressive Frau zu versorgen, den Haushalt zu machen und sie regelmäßig zum Arzt zu bringen; dabei fühlt er sich gebraucht und hat eine sinnerfüllende Tätigkeit in seiner Rente gefunden. Bei einem solchen Gewinn durch die Symptomatik fehlt die Motivation zu einer Veränderung. Man betont immer wieder die Nichtbeeinflussbarkeit der Symptome, bevorzugt ein biologisches Krankheitsmodell und ist mit einer regelmäßigen psychiatrischen Behandlung und Betreuung zufrieden. Im dargestellten Fall der Manie könnte der Nutzen des Status quo das Genießen eines ausschweifenden Verhaltens ohne Sanktionen durch die Familie sein; die Kosten einer Veränderung wären das Risiko eines Beziehungsabbruchs, falls das Distanz schaffende Verhalten offen eingefordert würde. Beides unterstützt das Beibehalten des Status quo, also der Krankheitssymptome, und belastet im dargestellten Bild die linke Waagschale.

Es kann aber auch sein, dass der Patient oder seine Familie unter dem Problem, der Symptomatik oder der von Fachleuten gestellten Diagnose sehr leidet und sich von einer Veränderung seines Lebens eine Besserung verspricht. Dann würde eine Veränderung attraktiver. Die Waagschale der Veränderung hin zu einem normalen Verhalten, zur Normalität, würde also sinken, wenn der Nutzen dieser Veränderung höher eingeschätzt würde, z. B. das offene Aushandeln von Nähe und Distanz zur Familie; die Waagschale der Veränderung würde auch sinken, wenn die Kosten der Manie, z. B. die Einschränkung durch das Krankheitsetikett oder die Nebenwirkungen der Medikamente, zu hoch würden. Dann erhofft der Patient sich von einer Veränderung, z. B. mithilfe einer Psychotherapie, eine wesentliche Besserung. Hier sind die Kosten des Status quo hoch und von einer Veränderung wird ein hoher Nutzen erwartet. Die andere Waagschale sinkt und es besteht eine starke Veränderungsmotivation. Ein solcher Patient wird nach Lösungen seiner Probleme suchen und vielleicht eine Psychotherapie oder Familientherapie beginnen. Er wird zu einem Problemlösemodell tendieren und keine unveränderliche genetische Störung, sondern eher ein durch Behandlung lösbares Problem sehen.

Das systemische Vorgehen klärt und würdigt diese Ambivalenzen und versucht, bei der jeweils vorliegenden Motivation des Klienten anzukoppeln.

Soziale Neutralität

Soziale Neutralität bedeutet, bei Gesprächen mit verschiedenen Familienmitgliedern die verschiedenen Positionen nebeneinander stehen zu lassen, ohne selbst Position zu beziehen. Inwieweit man als Therapeut letztendlich neutral war, entscheidet der Patient bzw. die Familie.

Die Herstellung einer sozialen Neutralität kann am besten mit negativ gestellten Fragen erfolgen, indem man die Bedingungen eines Neutralitätsverlusts erfragt.

»Wie könnte ich es erreichen, dass Ihr Mann glaubt, ich stehe eher auf Ihrer Seite? Was müsste ich tun, damit Ihre Frau denkt, ich würde für Sie Partei ergreifen? Wer von Ihnen wird es mir als Erster bekannt geben,

wenn er mich als parteilich für jemanden erlebt, und wer wird es auf jeden Fall für sich behalten?«

Der Therapeut erfährt dadurch, welche Verhaltensweisen er unterlassen sollte. Er kann sich noch das Versprechen geben lassen, dass die Beteiligten bekannt geben, wenn sie ihn nicht mehr als neutral erleben.

Verführungsstrategien der Familie, die den Therapeuten zu diesen Verhaltensweisen bewegen könnten, können erfragt werden.

»Wie schafft es die Mutter normalerweise, andere von ihrer Meinung zu überzeugen?«

Methodenneutralität

Speziell in der psychiatrischen Sprechstunde hat sich eine Methodenneutralität (Ruf 2000) bewährt, d. h. eine Neutralität bezüglich der Frage, welche Behandlungsmethode für den Patienten sinnvoll sein kann. Wenn aus Sicht des Behandlers prinzipiell mehrere Methoden indiziert sein könnten, wie z. B. Gespräche, Medikamente, Einzel-, Paar- oder Familientherapie, traut man dem Patienten zu, die Frage des Vorgehens selbst zu entscheiden und gegebenenfalls auch zu korrigieren, wenn sich die Wünsche ändern.

Grenzen der Neutralität

Grenzen der Neutralität sind erreicht, wenn der Therapeut nach seinen eigenen ethischen und moralischen Grundsätzen nicht mehr neutral sein kann oder auch gesetzlich nicht sein darf. Die Grenze kann beim Thema Suizidalität, Gewalt, Kindeswohlgefährdung oder Gerechtigkeit relevant werden, z. B. wenn zwischen den therapeutischen Sitzungen Gewalt in der Familie ausgeübt wird. Wenn der Therapeut dabei eine neutrale Haltung vor sich selbst oder rechtlich nicht mehr verantworten kann, wird er im Gespräch mit dem Patienten zu einem moralischen Diskurs über die Fragen gut/böse wechseln oder gar rechtliche Maßnahmen ergreifen. Eine Beendigung der Suizidalität oder Gewalt ist in jedem Fall vorrangig (vgl. Abschnitt 5.3.1).

5.1.8 Anbieten hilfreicherer Wirklichkeitskonstruktionen

Basierend auf der Annahme, dass die Wirklichkeitskonstruktionen des Patienten wesentlich zum Problem beitragen, sollten diese eingehend exploriert werden.

»Worauf führen Sie Ihr Problem zurück? Wieso ist das Problem trotz Ihrer bisherigen Lösungsversuche noch nicht gelöst? Was hat bei Ihren bisherigen Problemlöseversuchen/Psychotherapien gefehlt?«

Die in der klassischen Psychiatrie übliche defizitorientierte Sichtweise depressiver Störungen hat ihre Berechtigung und ist sinnvoll, wenn Schonung und Vergünstigungen durch Gesundheitswesen und Sozialversicherungen vorrangig sind und hilfreiche Interventionen ermöglichen. Dazu gehören Krankschreibung, Finanzierung einer Psychotherapie, eine Psychopharmakabehandlung, Klinikbehandlungen, Rehabilitationsleistungen oder Rente.

Zu einer Erweiterung der Denk- und damit der Handlungsoptionen verhelfen ressourcenorientierte Wirklichkeitskonstruktionen. Wenn sich das Denken und die Kommunikation auf die Manie eines Familienmitglieds einengen, kann man ressourcenorientiert die Sichtweise eines sinnhaften symptomatischen Verhaltens anbieten, z. B. das manische Verhalten als Fähigkeit zu betrachten, die zu große Nähe in der Familie zeitweise durch das Leben von Distanz aufzulockern, also als Lösungsversuch für ein Familienproblem. Zur Erklärung der Manie wird damit ein in der Kommunikation anschlussfähiges und für die Symptome passendes Problem konstruiert. Man kann gemeinsam mit dem Patienten oder der Familie die Vor- und Nachteile der verschiedenen Sichtweisen diskutieren und überlegen, ob es bessere Lösungsmöglichkeiten für das Problem geben könnte.

Situationen werden so umgedeutet, dass neue Handlungsoptionen auftauchen. Durch die Umdeutung wird dem Problem eine andere Bedeutung gegeben; es erfolgt ein Reframing (von engl. »frame« = Rahmen), indem man das problematische Verhalten in einen anderen Rahmen stellt, der das Problem als Ressource erscheinen lässt, z. B. als Lösungsversuch in einer problematischen Familiensituation. Damit entstehen auf einer Metaebene Veränderungen zweiter Ordnung, also ein »Wechsel, der das System selbst ändert« (Watzlawick, Weakland u. Fisch 1974, S. 30). Die Umdeutung kann nur dann hilfreich sein und vom Klientensystem angenommen werden, wenn sie sich mit seinem Denken und seiner Wirklichkeitskonstruktion vereinbaren lässt.

Beispielsweise stehen bei einem Patienten das Leiden unter einer problematischen Vergangenheit und seine Selbsteinschätzung als Versager im Vordergrund seines Denkens und Lebens. Ein ressourcenorientiertes Reframing wäre die neue Wirklichkeitskonstruktion, er habe sein Leben nach den Tiefschlägen immer wieder als Stehaufmännchen gemeistert. Damit ändert sich primär nicht sein Leben, sondern auf einer Metaebene seine Sichtweise darüber. Mit der neuen Sichtweise fühlt er sich besser.

Die im folgenden Fallbeispiel beschriebene Patientin Frau N. hatte nach einer früheren hypomanischen Episode jetzt depressive Symptome. Der Schwerpunkt der Therapie bestand in der Dekonstruktion ihrer depressiven Wirklichkeitskonstruktion mit der Folge von aktiven Veränderungsschritten.

Mit ihrem Mann war sie schon seit acht Jahren zusammen, sie heirateten vor drei Jahren. Nach der Hochzeit wurde sie einige Monate lang depressiv, dann nach einer antidepressiven Behandlung zwei Monate lang hypomanisch, seit einem dreiviertel Jahr wieder depressiv. Sie lehnte jetzt eine medikamentöse Behandlung ab. Es wurden 25 Therapiesitzungen im Verlauf von fünfeinhalb Jahren durchgeführt.

In der *ersten Therapiesitzung* wurde ihr enges Verhältnis zu den in Norddeutschland lebenden Eltern deutlich. Seit ihrem Umzug nach Süddeutschland vor neun Jahren telefonierte sie täglich mit der Mutter. Ihren Mann sah sie als Respektsperson. Mit ihm konnte sie noch nie direkt von Angesicht zu Angesicht über sich reden, allenfalls am Telefon. Wenn sie Dinge durch Überlastung nicht perfekt machen konnte oder erschöpft war, zog sie sich depressiv zurück und fühlte sich schuldig, wenn sie gegenüber ihrem Mann ihre Meinung äußerte oder den anstrengenden Sohn anschrie. Sie erwartete von der Therapie, diese Verhaltensweisen abzustellen und das Leben besser zu genießen, anstatt nachzudenken, ob sie perfekt sei.

Die Familie war auch Thema in der *zweiten Sitzung*. Obwohl sie mit ihrem Mann nicht direkt offen reden konnte, komme eine Trennung für beide nicht infrage; beide hätten hier niemanden, zu dem sie hinkönnten, und würden nach einer Trennung vereinsamen. Meine Hypothese war, dass beide die Idee hatten, ohne Familie nicht überlebensfähig zu sein. Ich empfahl eine Paartherapie.

Weil sie dem vierjährigen Sohn und der Überbelastung am Arbeitsplatz nicht gleichzeitig gerecht werden konnte, war es vor der *dritten Sitzung* zu einer drei Wochen dauernden Tiefphase gekommen, die dann auch ohne medikamentöse Behandlung aufhörte. Die Depression schien eine Folge ihrer Erschöpfung zu sein, durch äußeren Druck und inneren Leistungsdruck ausgelöst. Sie wollte durch die Therapie »gelassener werden und damit umgehen, dass ich nicht perfekt bin«, wusste aber nicht, ob sie bereit war, irgendwo Abstriche zu machen. Ich würdigte ressourcenorientiert ihre uneigennützige Haltung und führte die Metapher des Preises ein: die Depression als Preis für ihren Perfektionismus.

Diese neue Wirklichkeitskonstruktion bewirkte bis zur *vierten Sitzung* eine Veränderung. Ihr wurde bewusst, dass sie in vielen Bereichen davor nicht bereit gewesen war, etwas zu verändern, und es ihr schwerfiel, Hilfe anzunehmen. Ein Änderungsschritt war, dass sie jetzt mehr mit ihrem Mann redete und ihn um Unterstützung bat, wenn es ihr schlecht ging.

Die Gespräche mit ihrem Mann veränderten die Beziehung. In der *fünften Sitzung* berichtete sie, sie sei ihm nicht mehr so hörig wie früher. Sie habe gelernt, dass ihr Mann sie liebe, auch wenn er sage, dass etwas nicht korrekt sei, und dass nicht alles in Trennung ende. Ihr Leben habe sich komplett gewandelt.

Danach fand ein *Paargespräch* bei meiner Frau, die als Paartherapeutin in der Praxis mitarbeitet, statt. Beide waren mit dem Stand der Beziehung zufrieden. Sie könnten inzwischen gut reden. Ihre einzige Sorge war die Angst, ihr Mann könne sich trennen, wenn sie sich mehr zurückziehe. Prophylaktisch könnten sie mehr gemeinsam unternehmen, allerdings mit dem Preis, dass sie weniger Zeit hätte, Dinge perfekt zu erledigen.

Durch die intensivere Kommunikation mit ihrem Mann ging es ihr in der *sechsten Sitzung* gut. Ihr Leben habe sich komplett zum Positiven verändert. Frau N. thematisierte allerdings ein neues Problem: das Verhältnis zu den Schwiegereltern, die sie als Respektspersonen sehe; man könne ihnen nichts recht machen; nach Ansicht der Schwiegereltern habe sie ihnen »den Sohn weggenommen«.

In den *folgenden Sitzungen* berichtete sie immer wieder über depressive Verstimmungen und Antriebsmangel infolge der Belastungen durch die Schwiegereltern. Die Schwiegermutter wertete sie als Mutter ab: »Es tut mir in der Seele weh, wie du dein Kind erziehst.« Ihr Mann wollte in diesem Konflikt keine Partei ergreifen und unterstützte Frau N. nicht. Ich deutete ihr Problem mit den Schwiegereltern um als Eheproblem, weil ihr Mann die Kontakte mit seinen Eltern forderte und in Kauf nahm, dass Frau N. dabei von ihnen gekränkt wurde. Wegen ihres Harmoniewunsches vermied sie, sich gegenüber der Schwiegermutter zu wehren und die Unterstützung ihres Mannes einzufordern.

In der *elften Sitzung* bot ich ihr eine neue Wirklichkeitskonstruktion an und deutete ihr Verhalten als Opfer um: »Sie opfern sich, indem Sie Ihre eigenen Bedürfnisse zurückstellen und die Schwiegereltern ertragen, die Sie immer wieder kränken und verletzen, weil Sie Streit vermeiden wollen, damit es Ihrem Mann und Ihrem Sohn nicht schlecht geht. Sie könnten eine Lösung in einer weiteren Paarberatung suchen.« Diese ressourcenorientierte Sichtweise würdigte die zurückhaltende Haltung von Frau N. als ihren persönlichen Lösungsversuch.

Ihr Mann lehnte bis zur *zwölften Sitzung* eine Paarberatung ab, und Frau N. verharrte in ihrem Dilemma. Ich gab ihr folgende Hausaufgabe: »Wie ich schon gesagt habe: Ich denke, dass Sie die Kränkungen durch die Schwiegereltern und die fehlende Unterstützung durch Ihren Mann ertragen, weil Sie Streit vermeiden möchten und Ihnen die Harmonie in der Familie wichtig ist. Damit Sie lernen, besser zu diesem Opfer zu stehen, schlage ich Ihnen folgende Hausaufgabe vor: Machen Sie aus einer Kommode einen Altar, stellen Sie die Bilder Ihres Mannes und Ihres Sohnes drauf; betrachten Sie jeden Tag fünf Minuten diese Bilder und sagen Sie zu sich folgenden Satz: ›Ich verzichte darauf, mich zu wehren, und ertrage die Verletzungen durch die Schwiegereltern, um die Harmonie mit euch zu erhalten.‹« Mit diesem Ritual bot ich eine neue Wirklichkeitskonstruktion an: statt passives Opfer der Schwiegereltern die ressourcenorientierte Sichtweise als aktive Mitgestalterin ihrer Situation.

In der *13. Sitzung* ging es ihr besser. Die letzte Aufgabe habe ihr klar gemacht, dass sie sich für ihr Opfer entschieden habe; jetzt halte sie sich immer wieder vor: »Ich will das so.« Mit dieser Haltung sei sie weniger ungerecht gegenüber ihrem Mann und dem Sohn.

Bis zur *14. Sitzung* waren Frau N. und ihr Mann näher zusammengerückt. Die Opferaufgabe habe ihr bewusst gemacht: »Ich opfere mich, aber das Opfern bringt nichts, man macht es doch falsch gegenüber den Schwiegereltern.« Sie gab ihre passive Haltung gegenüber den Schwiegereltern in kleinen Schritten auf und nahm das Risiko von Streit in Kauf.

Thema der *folgenden Sitzungen* waren weiterhin die familiären Konflikte. Ihr Mann kam nicht damit klar, dass sie so oft mit ihrer Mutter telefonierte, und ließ sie bei einem Konflikt vor seinen Eltern auflaufen. Ihr Befinden war wechselhaft. Sie zog sich immer wieder depressiv zurück, wenn sie ihren eigenen Anforderungen nicht gerecht werden konnte oder wenn Konflikte mit ihrem Mann oder den Schwiegereltern sie belasteten.

Ich konnotierte in der *20. Sitzung* ihren Rückzug positiv als »Besinnungszeit, um die richtige Entscheidung zu treffen« und empfahl ihr, sich einen Tag in der Woche »vorsorglich ein Loch als Besinnungszeit« zu nehmen. Diese ressourcenorientierte Umdeutung und Symptomverschreibung wertete ihr Rückzugsverhalten auf, um ihr Veränderungsmöglichkeiten ohne Gesichtsverlust zu ermöglichen.

In der *22. Sitzung* weinte sie und fühlte sich wieder in einem Tief und in einer »Sackgasse«, obwohl Mann und Schwiegereltern sich Mühe geben würden. Wir sprachen über ihren Anspruch an die eigenen Leistungen bei der Arbeit und in der Familie, dem sie nicht gerecht werden konnte.

Therapeut: »Was hätten Sie denn gerne? Normalerweise müsste man Ihnen sagen: Ruhen Sie sich aus, lassen Sie sich krankschreiben oder gehen Sie in Reha ... oder nehmen Sie Urlaub ..., dann könnten Sie sich erholen, dann würde es Ihnen besser gehen. Überlegen Sie, ob Sie eine neue Stelle suchen. Aber ich weiß nicht, ob Sie so etwas hören wollen oder ob das etwas Realistisches ist für Sie, etwas Machbares ... Betrauern Sie bis zu unserem nächsten Termin, dass Sie nicht allen Ansprüchen gerecht werden können! ... Nehmen Sie sich dafür Zeit, jeden Tag ein paar Minuten, um dann bewusst zu heulen oder die Trauer hochkommen zu lassen. Vor allem die Trauer, dass Sie Ihren eigenen Ansprüche nicht gerecht werden können.«

Diese Aufgabe bewirkte, dass Frau N. sich nicht nur mit dem Betrauern begnügte, sondern Änderungsschritte wagte. Sie ließ sich erstmals zur eigenen Entlastung krankschreiben. Nach ihrer Schilderung in der *23. Sitzung* war eine solche Grenzziehung für sie neu, und sie erlebte eine deutliche Besserung. Sie setzte sich nun regelmäßig mit ihrem Mann zusammen, um zu besprechen, was jeder in der Beziehung als gut erlebte und was jeden störte.

In der *24. Sitzung* war sie schwanger. Durch die offenen Gespräche mit ihrem Mann war die Beziehung besser geworden, und beide freuten sich auf das zweite Kind.

Die *25. Sitzung* fand ein halbes Jahr später nach der Entbindung statt. Es ging ihr gut. Sie sei etwas weinerlicher, aber das sei normal. Alles habe sich zum Guten gewendet. Die Schwiegereltern würden sich viel Mühe geben. Sie sei auf einem guten Weg. Zwischen ihr und ihrem Mann sei es super.

Patientin: »Rückblickend kann ich sagen: Für mich war es gut, immer meine Ängste und meine Situation jemandem zu erzählen, der mit den Situationen gar nichts zu tun hat, vielleicht mal auch eine andere Sichtweise zu hören. Das war für mich hilfreich. Sie haben mir manchmal Hausaufgaben gegeben oder Tipps, wie man mit manchen Situationen umgeht, wie man sich abreagieren kann, da erinnere ich mich heute immer noch dran ... Oder sich die Situationen wirklich bewusst zu machen. Weil ich früher das Gefühl hatte, ich steige aus meinem Körper aus und stehe neben mir und kann einfach nur zugucken. Ich will das gar nicht so, bös sein oder schreien. Da habe ich gelernt, die Situationen besser unter Kontrolle zu kriegen und nicht so lange auszuticken. Es kommt immer mal wieder vor, aber im Großen und Ganzen habe ich mich ganz gut unter Kontrolle. Und da bin ich schon der Meinung, dass ich das während der Therapie gelernt habe. Auch zu lernen, dass das nichts Unnormales ist. Ich habe immer gedacht, ich bin nicht normal. Sondern dass es einfach zum Leben dazugehört und dass es sein kann, dass es einem schlecht geht und dass auch wieder gute Zeiten kommen. Wenn man gelernt hat, dass es immer eine Berg- und Talfahrt ist, es geht auch immer wieder aufwärts, dann kann man auch positiver durch ein solches Tal gehen. Man hat zu lernen, Probleme anzusprechen. Das war für mich ein Punkt, wo ich einfach nicht konnte.«

THERAPEUT »Und jetzt können Sie es?«

PATIENTIN »Ja, auf jeden Fall besser als früher, weil ich auch gelernt habe, dass einem niemand den Kopf abreißt. Das sind Lernprozesse, die da vonstattengingen, das hat mir auf jeden Fall viel geholfen.«

Zusammenfassung: Frau N. lebte mit den Ideen, sie müsse perfekt sein und sie sei ohne Familie nicht lebensfähig. Mit ihrer Mutter eng verbunden, vermied sie Auseinandersetzungen mit ihrem Mann und den Schwiegereltern wie auch den Vorgesetzten bei der Arbeit und zog sich bei Überlastung und Kränkungen depressiv zurück. Ihre eigenen Abgrenzungsimpulse führten zu Schuldgefühlen, sodass sie sie immer zu vermeiden versuchte. Lediglich in der Hypomanie lebte sie es aktiv aus, unstrukturiert und »böse« zu sein und zu schreien, was sie allerdings abgespalten erlebte, als ob sie aus ihrem Körper aussteige und neben sich stehe. Die erste Therapiephase hatte vor allem ihre Beziehung zu ihrem Mann und ihren Perfektionismus zum Thema. Durch ressourcenorientierte Wirklichkeitskonstruktionen, z. B. die Depression als Preis für den Perfektionismus, wurde sie mutiger und offener gegenüber ihrem Mann, was sich in dem Paargespräch noch festigte. In der zweiten Therapiephase standen die Probleme mit den dominanten Schwiegereltern im Vordergrund, die sie abwerteten und bevormundeten. Wesentlich waren die therapeutische Umdeutung dieses Problems als Eheproblem, weil ihr Mann sie nicht unterstützte, und die Wirklichkeitskonstruktion, ihr eigenes Verhalten als aktives Opfer zu sehen. Das Opferritual sollte ihr Verhalten akzeptierend bestätigen und sie damit aufwerten und eine neue Wirklichkeitskonstruktion anbieten: Frau N. als aktive Täterin, die sich bewusst opfert. Nachdem sie anfangs zu diesem Opferverhalten stehen konnte, erkannte sie mit der Zeit, dass auch damit die Harmonie in der Familie nicht gewährleistet war, weil sie es den Schwiegereltern grundsätzlich nicht recht machen konnte. Daraufhin begann sie ihr Verhalten unabhängig von den Schwiegereltern zu machen. Die dritte Therapiephase befasste sich wieder mit ihrem Perfektionismus. Ein ressourcenorientiertes Reframing ihres Rückzugs als »Besinnungszeit, um die richtige Entscheidung zu treffen« und das Ritual der Trauerarbeit über die Unmöglichkeit, allen Ansprüchen gerecht zu werden, werteten ihre eigenen Motive auf, sodass sie ohne Gesichtsverlust Veränderungen und mit der Schwangerschaft und dem zweiten Kind auch eine neue Beziehungsgestaltung zu ihrem Mann wagte.

5.1.9 Sinnangebote

Nach der Systemtheorie ist Sinn ein generelles Medium für psychische und soziale Systeme und »erscheint in Form eines Überschusses von Verweisungen auf weitere Möglichkeiten des Erlebens und Handelns« (Luhmann 1984, S. 93). Psychische und soziale Systeme arbeiten mit Sinn, das heißt, sie haben einen »Überschuss« an Denk- und Handlungsoptionen, und sie geben ihren Operationen, den Entscheidungen und Handlungen, Sinn, indem sie nach passenden Erklärungen dafür suchen. In der Sinndimension »Zeit« kann Geschichte konstituiert werden, indem aus der Komplexität der Vergangenheit und der möglichen Zukunft bestimmte Ereignisse ausgewählt und zu einer Geschichte verbunden werden (a. a. O., S. 118). Solche Geschichten und Erzählungen helfen, die Widersprüche und Konflikte des sozialen Lebens in unserer Kultur zu ertragen (Bruner 1997). Das gilt sowohl für die Menschheitsgeschichte als auch für individuelle Lebensgeschichten. Sinn ist wichtig für die Ausbildung des Selbst und der Selbstdefinition in Beziehungen.

Menschen suchen aus der Vergangenheit bestimmte Lebensereignisse aus, die sie zu einer für sie stimmigen »Sinn«-vollen Lebensgeschichte verbinden. So fokussieren manche nur auf ihre Misserfolge und konstruieren sich daraus eine Geschichte des Scheiterns. Andere ignorieren die Misserfolge und bilden aus positiven Ereignissen eine Erfolgsgeschichte oder überzeichnen diese sogar als Hochstapler. Sinn wird geschaffen, wenn den Ereignissen Bedeutung gegeben werden kann.

Das Auftreten einer manischen oder depressiven Episode und die nachfolgende Klinikbehandlung werden oft als unverstehbar erlebt. Der Patient erfährt Sinn, wenn er in der Interaktion mit anderen (z. B. dem Therapeuten) die Manie bzw. Depression biografisch einordnen kann und eine kohärente und stimmige Lebensgeschichte für sich konstruiert, in der er als aktiv Handelnder vorkommt. Dadurch steigt sein Selbstwertgefühl und Selbstbewusstsein. Er wird zufriedener und kann sich auch mit den nicht beeinflussbaren Bereichen seines Schicksals abfinden.

Methodisch sind bei der Sinnsuche vor allem narrative Vorgehensweisen hilfreich (s. u. Abschnitt 5.4.6).

Die 31 Jahre alte Frau U. fühlte sich seit ihrer Kindheit immer für die alkoholkranke Mutter verantwortlich und versuchte vergeblich bis zur Erschöpfung, diese zur Abstinenz zu bewegen. Als Kind musste sie die Polizei rufen, wenn auch der Vater betrunken war. Von den Eltern bekam sie keine Anerkennung, obwohl sie nie Nein sagte. Sie lebte immer mit der Angst, ihrer übergroßen

Verantwortung für die Mutter nicht gerecht werden zu können. In den letzten Jahren führten Enttäuschungen nach Kränkungen durch die Mutter und zeitweise bei einer Mobbingsituation am Arbeitsplatz zu depressiven Episoden. Sie zog sich dann wie gelähmt in ihr Schneckenhaus zurück und hatte das Gefühl, so könne niemand sie verletzen. Im Verlauf von zwei Jahren wurden 18 Therapiesitzungen durchgeführt.

Vor Therapiebeginn hatte der Tod der geliebten Oma eine depressive Episode ausgelöst. Durch die Therapie wollte sie einen »gesunden Abstand zur Mutter kriegen«. Wir besprachen die Möglichkeit, in einem Brief an die Mutter, den sie nicht abschicken müsse, bisher Unausgesprochenes zu formulieren. Sie schickte diesen Brief dann doch ab und plante, eine Alkoholtherapie für die Mutter zu organisieren.

In den folgenden Wochen fühlte sie sich energiereich und aufgedreht, unternahm ungewöhnlich viel, schlief wenig und drängte die Mutter noch intensiver zu einer Suchttherapie. Ihre Angaben und Verhaltensweisen rechtfertigten die Diagnose einer hypomanischen Episode. Nachdem die Mutter sich nicht zu einer Suchttherapie bewegen ließ, kippte bei Frau U. die Stimmung, und sie wurde antriebsarm und depressiv. Ich deutete die Depression um als Erschöpfung nach der hypomanischen Episode und gab ihr im Sinne einer Fokusverschiebung die Aufgabe, sich zu überlegen, was ihre Stärken seien. Mit einer ressourcenorientierten Haltung besprach ich mit ihr Schritte, wie sie mit der Mutter und auch mit dem schwierigen Chef bei der Arbeit umgehen könne, und führte die Metapher des Preises für verschiedene Verhaltensoptionen ein, wie z. B. Anpassung, Neinsagen oder trotziges Verhalten. Weil die Mutter sich nicht veränderte, gab ich ihr die Aufgabe der Trauerarbeit: täglich fünf Minuten die Trauer darüber hochkommen zu lassen.

In mehreren Sitzungen wurde die Sinnsuche Thema: Die Depression machte für sie den Sinn, »dass ich endlich merkte, was die Familie mit mir macht«. Die hypomanische Episode war eine »Bestätigung, die ich nie von der Familie bekommen habe«. Bei Therapieende meinte sie: »Ich bin dankbar, dass ich krank geworden bin. Sonst wäre ich das kleine Dummchen geblieben und hätte mich kaputt machen lassen, und die Mutter hätte mich weiter manipuliert.«

5.1.10 Störung problematischer zirkulärer Prozesse

Die Beschreibung zirkulärer Prozesse ist schon immer ein wichtiger Bestandteil der systemischen Therapie gewesen. In der frühen systemischen Ära hatten solche Beschreibungen den Anspruch von Objektivität; man entwickelte Strategien, um als pathologisch angesehene Verhaltens- und Kommunikationsmuster zu stören und gesündere zu ermöglichen. In diesem therapeutischen Wahrheitsanspruch der Kybernetik erster Ordnung steckte die Gefahr, dass Patienten oder ihre Familien in eine Richtung gedrängt wurden, in die sie nicht gehen wollten, und es wurden Risiken von Veränderungen oft außer Acht gelassen.

Mit der Einführung des Konstruktivismus und der Kybernetik zweiter Ordnung wurde der Wahrheitsanspruch der Therapeuten aufgegeben, und die Wirklichkeitskonstruktionen und Ziele der Klienten rückten in den Vordergrund. Das Beschreiben zirkulärer Prozesse im sozialen oder psychischen System des Patienten gilt nun als hilfreiche therapeutische Wirklichkeitskonstruktion ohne Wahrheitsanspruch, also als Hypothese, die nützlich oder nicht nützlich für die Erreichung der Ziele des Klienten sein kann.

Unter dieser Prämisse ist die therapeutische Arbeit mit zirkulären Beschreibungen weiterhin ein elementarer Bestandteil der systemischen Therapie. Eine effektive Störung solcher Prozesse kann erfolgen, indem man sie als Hypothese formuliert und benennt.

»Sie haben gerade gesagt, dass Sie nur durch Ihr exzessives Einkaufen, Ihr Fremdgehen und Ihre Aktivitäten ohne Ihren Mann Abstand von ihm bekommen. Wenn er Sie dann kontrolliert, steigern Sie Ihre Aktivitäten, was zu einer vermehrten Kontrolle Ihres Mannes führt und dann wiederum zu gesteigerten Aktivitäten Ihrerseits. Das ist ein Kreislauf, der sich selbst verstärkt, bis Sie in die Klinik eingewiesen werden.«

Man kann Vor- und Nachteile des Musters und mögliche Alternativen erörtern.

»Wozu ist es gut, nach den langen erfolglosen Auseinandersetzungen mit Ihrem Mann Distanz durch exzessives Einkaufen und Fremdgehen mit anderen Männern zu suchen? Wozu ist es gut, sich so unkontrolliert zu

zeigen, dass Sie schließlich in der Klinik landen? Welchen Preis hat dieses Verhaltensmuster? Was könnten Sie alternativ tun? Wie würde Ihr Mann dann reagieren?«

Mit einer paradoxen Intervention kann das Muster verordnet werden.

»Ich vermute, dass die Kontrollversuche Ihres Mannes einsetzen, weil er den Beginn einer Manie vermutet, wenn Sie sich aktiv und unbeschwert zeigen. Um das Verhaltensmuster besser zu verstehen, würde ich Ihnen folgende Aufgabe vorschlagen, die Sie mit Ihrem Mann besprechen sollten: Zeigen Sie sich ab und zu unbeschwert und überaktiv, auch wenn Ihnen nicht danach ist, und beobachten Sie, wie Ihr Mann reagiert. Ihr Mann soll raten, ob Ihr Verhalten echt oder gespielt ist.«

Der Klient oder seine Familie kann der Hypothese zustimmen oder sie ablehnen; in beiden Fällen ist der vorher unbewusst ablaufende zirkuläre Prozess gestört und kann nicht mehr ablaufen, ohne dass die Betroffenen daran denken müssen.

Wie die Klienten auf eine solche Störung zirkulärer Prozesse reagieren, kann prinzipiell nicht vorausgesagt werden, weil sich nach der Systemtheorie deren psychisches und soziales System nach jeweils eigenen Gesetzmäßigkeiten neu organisieren. Durch die Störung alter Muster erhält das Klientensystem aber eine Chance, neue und bessere Lösungen für Probleme zu finden. Über den Erfolg entscheidet letztendlich der Patient oder seine Familie.

Voraussetzung für diese Vorgehensweise ist ein Auftrag mit Erlaubnis des Patienten, seine Muster zu stören, und ein vorheriges gemeinsames Abwägen der Chancen und Risiken von Veränderung infolge der Therapie.

5.2 Schwerpunkte bei der bipolaren Störung

5.2.1 Herstellen von Gleichzeitigkeit

Ein Schwerpunkt bei der Therapie der bipolaren Störung ist die Balancierung der diachron (nacheinander und zeitlich getrennt) gelebten

Pole Nähe–Distanz (zum Folgenden vgl. Retzer 1994, 2004; Weber et al. 1987; Ruf 2005). Das kann durch eine Wiedereinführung der jeweils dissoziierten Seite in die Kommunikation geschehen.

Vor allem in der depressiven Episode herrscht das Thema Nähe vor. Eine Thematisierung der Distanzseite hilft, die beiden Pole zusammenzuführen.

»Was würde der Vater sagen, wenn die Mutter einmal die Idee bekäme, allein ins Theater zu gehen? Wer trägt am ehesten dazu bei, dass die Lebendigkeit und Lockerheit nicht zu kurz kommen?«

Wenn in der Manie das Thema Distanz vorherrscht, kann der Therapeut zum Thema Nähe wechseln.

»Wer sorgt am meisten für den Zusammenhalt und die Gemeinsamkeit in der Familie?«

Eine schnelle Fokusverschiebung mit häufigem Wechsel zwischen Nähe- und Distanzthemen hilft zur Synchronisierung der diachronen Zeitorganisation. Mit zirkulären Fragen kann eine Gleichzeitigkeit der diachron gelebten Pole als Möglichkeit angeboten werden.

»Kennen Sie jemanden, der sich in die Gemeinschaft einfügt und dennoch seine Lebendigkeit und Unabhängigkeit genießen kann? Wie kommt die Mutter dazu, anzunehmen, dass man entweder nur die eine Seite oder aber nur die andere Seite leben kann? Seit wann denkt sie das? Wie lange wird sie das noch denken?«

Bei Therapiebeginn sollten allerdings Themen bevorzugt werden, die mit den Wertvorstellungen der »ordentlichen« Familienmitglieder übereinstimmen, damit die eingeführten Unterschiede nicht zu bedrohlich werden.

»Wem ist die Harmonie in der Familie besonders wichtig? Wer setzt sich am meisten für die Familie ein?«

Symptomverschreibungen bzw. So-tun-als-ob-Verschreibungen führen auf der Verhaltensebene die jeweils dissoziierte Seite und damit eine Synchronisierung der diachronen Zeitorganisation ein.

»Verhalten Sie sich ab und zu, wenn Ihnen gar nicht danach ist, manisch oder depressiv. Ihre Frau soll danach raten, ob es echt oder gespielt war.«

Mit dieser Verschreibung wird auch der bisher diachron gelebten Eindeutigkeit von Gefühl und Verhalten entgegengewirkt und das gleichzeitige Ertragen von Ambivalenz und Widersprüchlichkeit gefördert, wenn ein depressives Gefühl mit einem manischen Verhalten bzw. ein manisches Gefühl mit einem depressiven Verhalten kombiniert wird. Im sozialen System der Familie wird außerdem die enge Koppelung von beobachtetem Verhalten und einem Denken in Eigenschafts- (»Sebastian *ist* manisch«) und Krankheitskategorien (»Sebastian ist *krank*«) gestört und ein Denken in Verhaltenskategorien (»Sebastian *verhält* sich manisch«) gefördert.

5.2.2 Aufweichen der harten Beziehungsrealität

In Familien mit einem bipolaren Mitglied herrscht normalerweise eine harte Beziehungsrealität vor mit klaren und ambivalenzfrei gelebten Regeln und Positionen. Man kann sich nicht vorstellen, dass die Familie ohne solche Normen zusammenbleiben kann.

Dann kann der Therapeut oder sein Team als Modell vorleben, dass man als Person und als soziale Gemeinschaft mit Ambivalenz leben kann. Ambivalenz kann eingeführt werden, indem der Therapeut sich ambivalent zeigt.

»Ich bin mir unsicher, was ich Ihnen raten soll. Ein Teil in mir denkt, Sie sollten …; ein anderer Teil in mir ist aber skeptisch, ob das der richtige Weg ist; dieser Teil würde Ihnen … empfehlen.«

In einem Team kann Ambivalenz in einem Teamsplitting vorgelebt werden, wenn verschiedene Teammitglieder unterschiedliche Positionen besetzen und damit als Gesamtteam wieder neutral erscheinen.

»Wir haben gerade im Team über Ihr Problem diskutiert und konnten uns nicht einigen; ein Teil der Kollegen meinte, Sie sollten …; andere Kollegen hielten das aber für falsch und empfahlen stattdessen … Deshalb kann ich Ihnen keine eindeutige Empfehlung geben.«

In der *fünften Sitzung*, in der neben dem Autor eine Kotherapeutin anwesend war, berichtete die bereits öfter erwähnte Frau Ö., am kommenden Sonntag wollten die türkischen Eltern ihres Freundes zu ihren Eltern kommen und um ihre Hand anhalten. Sie solle dann mit ihrem späteren Mann zu dessen Eltern ziehen und diese Familie mit versorgen. Problematisch sei, dass seine Eltern und ihre Eltern nicht dieselbe Wellenlänge hätten. Ihre Eltern würden die Heirat ablehnen und sagen, sie solle sich vom Freund trennen, weil die Eltern des Freundes keine Manieren hätten. Wegen dieses Konflikts sei sie schon kurz vor der Trennung von ihrem Verlobten gewesen; wenn sie ihn heirate, müsse sie eine große Last auf sich nehmen. Sie habe sich zurückgezogen und sei depressiv geworden.

In der Kultur und Denkweise der Familien wie auch der Patientin gab es nur ein hartes Entweder-oder: entweder heiraten mit allen Konsequenzen, die die türkische Kultur fordert, oder nicht heiraten trotz der Liebe zwischen der Patientin und ihrem Freund. Infolge dieses unlösbar erscheinenden Konflikts war Frau Ö. depressiv geworden. Um sie handlungsfähiger zu machen, führte ich hypothetisch neue Verhaltensoptionen ein.

THERAPEUT »Was würde am Sonntag passieren, wenn Sie Ihre Depression nehmen würden?«

PATIENTIN »Dass ich eine hätte?«

THERAPEUT »Wenn Sie sich in die Depression zurückziehen würden?«

PATIENTIN »Ach so.«

THERAPEUT »So, wie Sie es vor Kurzem auch gemacht haben.«

PATIENTIN »Das wäre schlimm. An dem Tag, als die Eltern des Freundes gekommen sind, hatte ich fast einen Nervenzusammenbruch; ich habe mir die Augen ausgeheult, stand kurz vor einem Anfall, ... meine Eltern waren in Aufruhr, mein Freund war fix und fertig mit den Nerven ...; für ihn war es schockierend, dass ich in diesem Moment nicht mehr wusste, in welche Richtung es gehen sollte.«

THERAPEUT »Angenommen, es wäre am nächsten Sonntag auch so. Wie wäre es dann?«

PATIENTIN »Nicht schön.«

THERAPEUT »Wie würde es dann weitergehen? ... Würden die trotzdem um Ihre Hand anhalten? Oder würden sie gar nicht kommen?«

PATIENTIN »Ich denke, ich könnte es nicht über das Herz bringen zu sagen: ›Kommt nicht!‹«

THERAPEUT »Einfach ein Nervenzusammenbruch? Da müssen Sie ja nichts sagen?«

Patientin *(lacht)* »... die würden dann schon wegbleiben ... Dann würden meine Eltern auch sagen: ›So, jetzt reicht es.‹ ... Entscheiden Sie für mich!«

In dieser Sequenz machte ich eine Symptomverschreibung. Anfangs ging sie nicht darauf ein und meinte, eine Depression infolge des Besuchs der zukünftigen problematischen Schwiegereltern wäre schlimm. Sie sah sich als Opfer. Danach beschrieb ich einen Nervenzusammenbruch als Ressource und führte die Möglichkeit ein, ihn aktiv herbeizuführen. Aus dem Ernst der starren familiären Benimmregeln und Beziehungsrealität wurde Humor, die Patientin lachte und erkannte jetzt auch, dass ein Nervenzusammenbruch zu Schonung führen kann. Vor der folgenden Schlussintervention besprach ich mich mit der Kotherapeutin.

THERAPEUT »Ich denke, Sie kommen aus einer türkischen Kultur ... und ich denke, es ist Ihnen auch sehr wichtig mit dieser Kultur. Ich denke, dass es für Sie das Richtige ist, wenn Sie heiraten beziehungsweise erst mal das Jawort geben ... Ich war mir dann im zweiten Teil innerlich nicht ganz einig. Es gibt zwei Möglichkeiten. Ein Teil in mir tendiert dazu zu sagen: ›Machen Sie es so, wie es üblich ist. Sie sind ja eine starke Frau und werden es auch packen, sich so anzupassen und die Schwiegereltern mit zu versorgen ... Ein anderer Teil in mir tendiert eher dazu, es nicht so ganz hart und streng zu sehen, zwar auch heiraten, aber mit einer anderen Lösung ..., dass es am Sonntag nützlich sein könnte, wirklich den Nervenzusammenbruch zu kriegen, sodass das abgeblasen wird ... Ihr Freund mag Sie ja sehr, haben Sie gesagt. Dass Sie ihm Bedingungen setzen, unter denen Sie ihn heiraten: ... nicht im Haus bei seinen Eltern zu wohnen.«

Kotherapeutin »Bei mir sagt ein ganz starkes Bauchgefühl, dass ich die Heirat nicht annehmen würde. Ich habe Sie als sehr freiheitsliebende Person kennengelernt, also als Person mit türkisch-kulturellem Hintergrund, aber in Deutschland, wo man mehr Freiheit genießen kann in bestimmten Dingen ..., dass Sie Ihre Unabhängigkeit wahren möchten. Ich habe das Gefühl, dass die Heirat mit einer sehr starken Einschränkung einhergehen würde.«

In der *sechsten Sitzung* waren die Albträume fast weg, und Frau Ö. fühlte sich nicht mehr depressiv. Sie hatte offen mit ihrem Freund gesprochen und betont, dass sie ein eigenes Privatleben und nicht mit seinen Eltern zusammenwohnen wolle, darauf habe er hinzuarbeiten, wenn er sie glücklich machen wolle.

Er habe sich um 180° verändert und besser reagiert als erwartet. Das Treffen der Familien sei friedlich verlaufen und die Verlobung für die nächste Woche geplant.

Damit war die anfangs harte Beziehungsrealität der Familien aufgeweicht. Die Patientin hatte neben dem Entweder-oder einen dritten Weg gefunden: Heiraten unter bestimmten Bedingungen, die sie selbst stellte und nicht die Herkunftsfamilien.

5.2.3 Anbieten einer neuen Beziehungsgestaltung zwischen Therapeut und Patient

Die therapeutische Haltung ist von einer Respektlosigkeit vor Theorien (Cecchin, Lane u. Ray 1993), aber einem hohen Respekt vor Menschen geprägt. In der therapeutischen Situation tendieren der Patient und seine Familie dazu, ihre bisherigen Kommunikationsmuster, die zum vorliegenden Problem beitragen, zu wiederholen und den Therapeuten einzubinden und zum Mitspielen einzuladen[17]. Der Therapeut sollte sich selbst und die in ihm dadurch ausgelösten Impulse[18] beobachten, um ihnen widerstehen zu können und eine neue, für das Patientensystem hilfreichere Beziehungsgestaltung anzubieten. In seiner Grundhaltung kann der Therapeut das bisherige Muster als Hypothese und damit als Wirklichkeitskonstruktion verbalisieren und positiv konnotieren. Damit wird der unbewusste Ablauf des Musters gestört. Wenn der Therapeut dann eher die Nichtveränderungsseite besetzt und immer wieder nachfragt, wieso der Patient das Muster denn ändern wolle, wertet er die bisherigen Lösungsversuche des Patienten auf, auch wenn diese mit dem vorliegenden Problem verknüpft sind. Das stärkt das Selbstbewusstsein des Patienten und festigt die therapeutische Beziehung. Beim Patienten werden Denkprozesse in Gang gesetzt, und er kann sich nun ohne Gesichtsverlust noch mehr mit der gewünschten Veränderung und den damit verbundenen Chancen und Risiken auseinandersetzen.

17 Zur Metapher des Spiels bei psychischen Störungen vgl. Selvini Palazzoli et al. 1992.

18 In der psychodynamischen Therapie wird dies als Gegenübertragung beschrieben.

In der depressiven Episode fokussieren Patienten ihre Aufmerksamkeit auf negative und schmerzliche Erfahrungen und schaffen es, selbst erfreuliche Erlebnisse negativ zu bewerten, indem sie deren Ende in den Vordergrund rücken. Vor dem Hintergrund perfektionistischer Leistungsansprüche an sich selbst und an andere werten sie sich ab.

Der Therapeut wird eingeladen, mit dem depressiven Affekt und den depressiven Wirklichkeitskonstruktionen mitzuschwingen und den als hilfsbedürftig erlebten Patienten zu unterstützen und aufzumuntern. Falls der dieser Einladung nachgibt, bestätigt er die Wirklichkeitskonstruktion des Patienten. Die Erfolglosigkeit seiner unterstützenden und aufmunternden Interventionen wird von dem Patienten genauso negativ bewertet wie alles andere. Selbst positive Veränderungen in der Therapie können zu depressiven Reaktionen führen, weil der Patient in diesem Fall seine bisherige Lebensgestaltung mit der Sichtweise abwertet, dann müsse er vorher alles falsch gemacht haben.

Aus diesem Dilemma kann eine positive Konnotation der bisherigen Denk- und Verhaltensweisen des Patienten einschließlich seiner depressiven Sichtweise herausführen. Einerseits sind das Leiden des Patienten infolge seiner bisherigen belastenden Lebenserfahrungen wie auch seine Leistungen und Bemühungen für die Familie, für den Arbeitgeber oder auch in der Psychotherapie anzuerkennen und zu würdigen. Andererseits kann der Kreislauf der Selbstabwertung gestört werden, wenn man die Selbstabwertung selbst als sinnvoll bewertet und positiv konnotiert, zumindest nach den bisherigen Lebenserfahrungen des Patienten (Ruf 2005).

»Wozu könnte es gut sein, wenn Sie sich selbst abwerten? Welche Vorteile hat Ihre pessimistische Lebenseinstellung?«

In der Manie gibt sich der Patient unkontrolliert, überschwänglich und überschwemmt den Therapeuten mit einem Redeschwall von Größenideen, sodass dieser fast nicht zu Wort kommt.

Dadurch fühlt sich der Therapeut eingeladen, die manische Wirklichkeitskonstruktion zu teilen und sich zu freuen, dass es dem

Patienten so gut geht. Der Therapeut spürt dann eher den Impuls, die vom Patienten nicht gelebte Kontrollseite zu übernehmen (»Jetzt beherrschen Sie sich aber!«), ihm gut zuzureden (»Bei diesen Einkäufen leben Sie über Ihre Verhältnisse; ich würde an Ihrer Stelle keinen Rolls-Royce kaufen«) und ihn zu bremsen (»Sie sollten nicht so aggressiv auf Ihre Eltern reagieren!«). Das verstärkt aber den manischen Affekt des Patienten, sich den Kontrollversuchen zu entziehen, und kann zu Konflikten mit dem Therapeuten führen.

Auch aus diesem Dilemma kann eine positive Konnotation der Symptome führen.

»Wozu ist es gut, sich so aufgedreht zu verhalten, sich durch Einkäufe etwas Gutes zu tun, sich von den Eltern klar abzugrenzen?«

Der Therapeut sollte also sowohl harmonische Eindeutigkeit als auch eindeutige Konflikte vermeiden.

5.2.4 Herausarbeiten der Funktion der bipolaren Störung

Dem symptomatischen Verhalten kann eine Funktion für das psychische oder für das soziale System zugeschrieben werden. Mit dieser Zuschreibung (einer neuen Wirklichkeitskonstruktion) werden das Denken in Krankheitskategorien gestört, die eigene Einflussmöglichkeit verbessert und die Optionen für die Lebensgestaltung erweitert.

Die Funktion für das psychische System kann direkt erfragt oder durch das Anbieten von Metaphern nahegelegt werden.

»Wozu ist es gut, wenn Sie sich immer wieder depressiv zurückziehen? Wieso übernehmen Sie sich in Ihren hypomanischen Episoden, bis sie erschöpft und ausgepowert sind? Wozu ist es gut, sich nicht rechtzeitig zu bremsen? Was würde passieren, wenn Sie es tun würden? Wozu ist es gut, Rückzug und Aktivität zeitversetzt zu leben?«

Im sozialen System, üblicherweise der Familie, kann die Funktion durch das Erfragen von Veränderungen erhellt werden.

»Wie hat Ihre Familie auf Ihren depressiven Rückzug reagiert? Wer geht jetzt anders mit Ihnen um? Welche Auswirkungen hatten Ihre manischen Aktivitäten auf den Zusammenhalt in der Familie?«

Dem Konstrukt »Krankheit« kann in den sozialen Systemen meistens eine wesentliche Funktion für das System beigemessen werden. »Krankheit« hat in unserer Gesellschaft die Bedeutung eines Defizits und eines nicht willentlich beeinflussbaren Phänomens. Diese Zuschreibung ermöglicht soziale Unterstützung (z. B. durch die Finanzierung von medikamentöser Behandlung und Psychotherapie), aber auch die »Erlaubnis«, ohne Sanktionen symptomatisches Verhalten zeigen zu dürfen. So wird das Ausbrechen aus der harten Beziehungsrealität nur geduldet, wenn es als Krankheit als nicht steuerbar angesehen wird: In der Manie kann das Familienmitglied Distanz leben, fremdgehen und weiterhin in der Familie bleiben; würde dasselbe Verhalten als bewusst initiiert eingestuft, wäre eine Trennung die Folge. Dieses Entweder-oder-Denken kann durch eine Konstruktneutralität (Retzer 1994) aufgeweicht werden, die offenlässt, inwieweit das Verhalten des Patienten »gesund« oder »krank«, steuerbar oder nicht steuerbar sein könnte. Das hypothetische Erörtern der Konsequenzen der unterschiedlichen Sichtweisen für die Familie und den Patienten kann die Konstrukte vermischen und damit ein Sowohl-als-Auch einführen.

»Angenommen, es würde sich herausstellen, dass eine nicht bewusst steuerbare Krankheit vorliegt: Welche Konsequenzen hätte das für Sie und Ihre Familie? Wäre es gut, wenn das herauskäme?«

»Angenommen, Ihr Mann könnte sein Verhalten steuern und würde bewusst fremdgehen? Wie würden Sie und die anderen Familienmitglieder darauf reagieren? Wäre es gut, wenn sich herausstellen würde, dass Ihr Mann sein Verhalten steuern könnte?«

Der Besprechung der Funktionen der manischen und depressiven Zustände kann eine Warnung folgen, auf diese Phasen dauerhaft zu verzichten. Man könnte sie bei Bedarf wieder einsetzen.

Manche Patienten erleben sich in der Manie oder in der Depression kreativer als sonst. Dann kann besprochen werden, wie sie die Manie oder Depression wieder herholen können, wenn sie zu lange wegbleibt.

»Sie haben gesagt, dass Ihre kreativen Ideen nur in Zeiten der Manie kommen. Dann könnte es ja problematisch werden, wenn die Manie zu

lange wegbleibt. Was müssten Sie tun, um die Manie wieder herzuholen?«

Die Funktion des depressiven Rückzugs kann als Erschöpfung und Erholungsphase nach jahrelangem Kampf und jahrelangem Sichübernehmen gedeutet werden. Diese Deutung als Erschöpfung impliziert, dass sie eine gewisse Zeit dauert und dann von allein wieder aufhört, wenn man sich erholt hat.

»Überlegen Sie sich zehn Methoden, wie Sie sich besser ausruhen können, nachdem Sie jahrelang gekämpft und sich übernommen haben.«

Manchmal hilft die Manie oder Depression bei einem inneren Kampf zwischen Verstand und Gefühl, dass in der Manie oder Depression die sonst verdrängte Gefühlsentscheidung zur Geltung kommt. In dem folgenden Fallbeispiel folgte der Patient der rationalen Empfehlung seines Vaters, es bringe Vorteile, zur Bundeswehr zu gehen, obwohl er gefühlsmäßig lieber den Wehrdienst verweigert hätte. Zu Beginn der Bundeswehrzeit begann dann seine erste Depression und anschließend eine Manie.

Herr Z., ein 48-jähriger arbeitsloser Ingenieur, war geschieden und lebte allein. Er hatte seit dem 20. Lebensjahr bisher vier depressive Phasen und im Alter von 21 Jahren eine Manie. Mehrere ambulante und stationäre Psychotherapien waren vorausgegangen. Zurzeit nahm er das Antidepressivum Citalopram ein. Er wünschte eine Psychotherapie als »Unterstützung, dass ich mehr zur Ruhe komme ... Ich bin häufig gestresst ... Ich möchte mehr Ruhe und Selbstsicherheit«. Sein »Kampf zwischen Psyche und Verstand« stresse ihn. Er wolle nicht mehr nur Pflichtübungen abarbeiten, sondern Zufriedenheit, wie es sei.

Der Ursprung seines Problems sei mit 18 gewesen, als er eine »Entscheidung gegen mein Inneres« getroffen habe und auf Empfehlung seines Vaters zur Bundeswehr gegangen sei, anstatt zu verweigern. Danach habe er seine erste Depression bekommen und einen Suizidversuch gemacht. Die anschließende stationäre Behandlung habe nichts gebracht. Er sei in eine Manie gekommen, habe nicht mehr geschlafen, sei überaktiv gewesen und gegenüber dem Vater aggressiv. Während der zweiten stationären Behandlung sei er wieder runtergekommen und geerdet worden. Weitere depressive Episoden seien Anlass zu ambulanten und stationären Psychotherapien gewesen, zurzeit sei sein Befinden wechselhaft. Die Liebe zu sich selber habe aber weiterhin gefehlt.

In der *zweiten Sitzung* ging es ihm nicht gut. Er klagte über Antriebsschwäche, Schlafbedürfnis und eine emotionale Blockade.

THERAPEUT »Angenommen, es gäbe eine zentrale Frage, die notwendig wäre, um Ihr Problem zu lösen, und diese Frage hätte in den bisherigen Therapien noch nie jemand an Sie gestellt. Wie würde eine solche Frage lauten?«

Patient »Was könnte Ihnen Anstoß sein, ins Handeln zu kommen, ohne sich bevormundet zu fühlen?«

Wie schon vor der ersten depressiven und manischen Episode bei der Bundeswehr lebte er offensichtlich immer noch im Konflikt zwischen Strebungen, der Bevormundung durch seine Eltern nachzugeben oder sich ihnen zu widersetzen. Ein aktives Widersetzen war während der Bundeswehr nur in der Manie gelungen. Zu anderen Zeiten widersetzte er sich durch Passivität und depressiven Rückzug. Ein Entweder-oder-Muster ließ ihn zwischen diesen beiden Polen wechseln.

Jetzt wollte er offensichtlich ein anderes Handeln als bisher. De facto bestand sein aktuelles Handeln in seinem depressiven Rückzug, der ihm aber ein schlechtes Gewissen bereitete.

THERAPEUT »Angenommen, es gäbe etwas Positives in Ihrem Rückzug, einen Sinn, was könnte das sein?«

Patient »Dass mir die Situation so missfällt, dass ich raus möchte und ins Handeln komme.«

Ich empfahl ihm im Sinne einer paradoxen Intervention, morgens eine Stunde länger im Bett zu bleiben.

Bis zur *dritten Sitzung* war die Antriebsschwäche verschwunden, und es ging ihm sehr gut. Die letzte Aufgabe, eine Stunde länger im Bett zu bleiben, sei hilfreich gewesen und habe ihm das schlechte Gewissen genommen. Er wolle nun den jetzigen Zustand erhalten ohne Rückfall. Um die Gefährdungen zu erfragen und mögliche Auslöser für Rückfälle vorwegzunehmen, fragte ich ihn, was er tun müsste, falls er wieder in eine Manie kommen wollte. Das könne er sich nicht vorstellen, Auslöser sei früher sein jugendlicher Leichtsinn mit Feiern und wenig Schlaf gewesen. In eine Depression könnte er kommen, wenn er seine Aktivitäten zurückfahre und passiver würde. Wenn es dann in seiner Seele düster würde, hätte er nicht die Kraft, dem Verstand zu folgen, es sei »ein innerer Kampf und eine innere Verweigerung«. Er suche ein Gleichgewicht für Körper, Geist und Seele. Weil seine Eltern seine Kindheitsträume als unerreichbar hingestellt hätten, habe er es nicht ausprobiert, sie zu verwirklichen. Aber er wolle das ausprobieren. Ich gab ihm die Hausaufgabe, täglich fünf Minuten die nicht mehr änderbare Vergangenheit zu betrauern.

In den folgenden Sitzungen ging es ihm gut. Die *fünfte Sitzung* hatte seinen »Perfektionismus« zum Thema, den er von seinen Eltern übernommen habe. Wenn etwas nicht rundlaufe, bekomme er schnell ein Stressgefühl. Ich gab ihm die Hausaufgabe, sich täglich fünf Minuten im Spiegel anzuschauen und sich zu sagen: »Ich muss ertragen, dass ich nicht perfekt bin.« Damit sollte das Entweder-oder-Muster zwischen den Polen »perfekt und angepasst sein« und »den eigenen Bedürfnissen folgen« aufgeweicht werden.

Er berichtete in der *sechsten Sitzung*, die Reflexion darüber, sich so unperfekt anzunehmen, habe ihm gutgetan, und er sei in einer Aufbruchstimmung und suche verstärkt nach einer Arbeit. Allerdings sei er noch nicht bei sich, der Verstand dominiere zu sehr. In der Vergangenheit sei er in die Depression gekommen, wenn sein Verstand gesagt habe: »Alles in Ordnung!«, aber sein Inneres hilflos gewesen sei.

THERAPEUT »Was denken Sie, welche Funktion Ihre Depression dann haben könnte?«

Patient »Ich kapituliere dann und nehme Hilfe in Anspruch, zum Beispiel in einer Klinik, wo sich das Herz wieder zeigt ... Ich möchte dem Herz mehr Aufmerksamkeit verschaffen. Wie wichtig nehme ich mich? Das steht oft hintenan.«

THERAPEUT »Dann beobachten und überlegen Sie bis zu unserer nächsten Sitzung, was Sie ändern müssten, um Ihrem Herzen mehr Geltung zu verschaffen.«

In der *siebten Sitzung* ging es ihm schlechter. Er lasse sich hängen, nachdem eine Stellenbewerbung erfolglos geblieben sei. Ich führte eine ressourcenorientierte Umdeutung ein:

THERAPEUT »Angenommen, es würde sich in unseren Gesprächen herausstellen, dass keine Depression naht, sondern Sie nur deshalb unmotiviert sind, weil Sie eine Besinnungszeit für Ihre Lebensplanung brauchen, welche Konsequenz hätte das?«

Patient »Wenn ich bewusst nichts machen würde, könnte ich mir das eingestehen.«

Zur letzten Hausaufgabe meinte er, er könnte seinem Herzen mehr Geltung verschaffen, wenn er sich jeden Tag einen festen Termin machen würde, an dem er mit sich ins Zwiegespräch gehe und reflektiere. Ich empfahl ihm, jeden Morgen fünf Minuten nachzudenken und sich zu fragen, was er an diesem Tag brauche, um zufrieden zu sein.

Es ging dann wieder gut in der *achten Sitzung*. Er hatte die letzte Aufgabe durchgeführt und auch Gespräche mit seiner Partnerin genutzt, um über sich zu reflektieren. Im Rückblick meinte er, die Therapie habe ihm Ankerpunkte gegeben, sich gut mit sich auseinanderzusetzen. Neue Hilfsmittel, wie zum Beispiel die Aufgabe, sich im Spiegel zu betrachten, hätten ihm gutgetan. Er wisse nun, dass die gute Seite seiner Depression sei, dass er dann bewusster mit sich umgehe und ins selbstbestimmte Handeln komme.

Zusammenfassung: In der Therapie wurde die Ambivalenz zwischen den Polen »Verstand, Wünsche des Vaters« und »Herz, eigene Bedürfnisse« bearbeitet. In der Vergangenheit hatte sich der Patient nur in der Manie den Wünschen des Vaters direkt entziehen können. Die Versuche, eigenen Bedürfnissen zu folgen, wurden durch sein schlechtes Gewissen gebremst. Die Funktion der Manie war die Abgrenzung vom Vater, die Funktion der Depression ein Signal, sich mehr um die eigenen Bedürfnisse zu kümmern, und sei es nur durch die Zuwendung des Klinikpersonals. Dies deutlich zu machen (systemisch: als neues Narrativ einzuführen), verhalf ihm dazu, selbstbestimmter seinen Bedürfnissen zu folgen, ohne sich in der Manie abgrenzen zu müssen.

5.2.5 Ertragenlernen wechselnder Stimmungslagen

Manche Patienten haben Schwierigkeiten, mit den im Leben normalen Stimmungsschwankungen zu leben. Dann führen schon leichte Krisen in eine schwere Depression. Aus Angst vor einer depressiven oder manischen Episode beobachten sie sich ständig. Eine Patientin berichtete, seit sie die Diagnose einer bipolaren Störung bekommen habe, traue sie sich nicht mehr, glücklich zu sein; immer wenn sie Glück spüre, bekomme sie Angst vor einer Manie und bremse sich.

Andere Patienten macht ein leichter Auftrieb, z. B. durch einen beruflichen Erfolg oder durch die antriebssteigernde Wirkung eines Antidepressivums, so glücklich, dass sie nach der vergangenen Depression einen Ausgleich suchen und sich unkontrolliert in einen manischen Höhenflug und überschießende Aktivitäten stürzen.

In der Therapie kann eine Kontextualisierung guter und schlechter, depressiver und euphorischer Gefühle erfolgen. Stimmungsschwankungen können entpathologisiert werden. Hilfreich kann die Umdeutung sein, dass depressive oder manische Verhaltensweisen bei Konflikten manchmal eine direkte Meinungsäußerung oder Abgrenzung ersparen; stattdessen wird durch symptomatisches Verhalten Verantwortung abgegeben, was eine indirekte Konfliktlösung über Krankheit darstellt. Dann könnten Strategien erarbeitet werden, die eigenen Gefühle zu ertragen, aber nicht in Symptomen auszuleben, sondern bei Konflikten Verantwortung für die eigenen Bedürfnisse zu übernehmen.

Um die Normalität wechselnder Stimmungslagen zu verdeutlichen und um zu zeigen, dass hypomanische oder depressive Verhaltensweisen nicht automatisch unkontrollierbar und krank sein müssen, können So-tun-als-ob-Aufgaben gegeben werden: sich ab und zu manisch oder depressiv zu verhalten, auch wenn man es gerade nicht ist, und die Reaktionen des Umfelds zu beobachten.

Frau H. war bei Therapiebeginn 31 Jahre alt, ledig, Altenpflegerin. Sie hatte in ihrer Kindheit das Motto verinnerlicht: »Wer viel leistet, ist viel wert.« Sie erlebte im Alter von 26 die erste depressive Episode, dann folgten ein Suizidversuch und zwei weitere depressive Episoden, immer ausgelöst durch Probleme in der Partnerschaft und zum Teil bei der Arbeit. Eine Verhaltenstherapie und eine tagesklinische Behandlung brachten jeweils eine kurzfristige Besserung. Im Alter von 30 bekam sie dann bei einer neuen Arbeitsstelle »Auftrieb«, der in eine hypomanische Episode mit wochenlanger Überaktivität und wenig Schlaf, aber auch mit vielen kreativen Ideen mündete.

Sie wollte in der jetzigen Therapie an ihrem Leistungsanspruch und Perfektionismus arbeiten und lernen, sich abzugrenzen. In den Gesprächen wurde deutlich, dass der depressive Rückzug und auch die Klinikbehandlung ihr halfen, Konflikte, die durch Abgrenzung entstanden wären, zu vermeiden und sich den Leistungsanforderungen ihrer Umwelt zu entziehen. Weil die Umwelt ihr Verhalten als Krankheit interpretierte, wurden Konflikte deeskaliert. Wir besprachen alternative Möglichkeiten zur Entschärfung von Konflikten, die möglichen Reaktionen ihrer Umwelt, falls sie bewusst manisches oder depressives Verhalten zeigen würde, und die Vor- oder Nachteile dieses Verhaltens. Eine Abgrenzung von der Mutter konnte sie vor allem durch manisches Verhalten erreichen; sie reagierte dann auf die Mutter mit einer inadäquat euphorischen und gereizten Überaktivität. Die mehrfach von mir aufgegebenen »So-tun-als-ob-Übungen« bezüglich eines manischen oder depressiven Verhaltens wurden von ihr als sehr hilfreich erlebt und erhöhten ihre Kontrollmöglichkeiten bezüglich ihrer Verhaltensweisen.

In der *elften Sitzung* wirkte sie deutlich überaktiv und leicht euphorisch, man könnte auch sagen: hypomanisch. Sie habe gegen die Kontrolle durch die Mutter gekämpft und fühle sich in der jetzigen kraftvollen Phase gut. Sie habe sich in das Aufgedrehte »reinpushen« können und sei zufrieden. Ich gab ihr die Aufgabe, sich ab und zu »normal« zu verhalten und Unterschiede zu beobachten.

Diese Aufgabe löste einen Denkprozess über die Normalität wechselnder Stimmungslagen aus. Das »hypomanische« Verhalten war in der *12. und letzten Sitzung* nicht mehr zu beobachten. »Das Nachdenken nach der letzten Aufgabe war hilfreich. Ich habe dann beschlossen, dass ich mich normal fühle.« Sie wolle die Therapie beenden. Diese habe ihr vor allem geholfen, offener ihre Meinung zu sagen. »Ich akzeptiere jetzt mehr, dass ich depressive oder aufgedrehte Phasen habe, und passe auf, dass es nicht über eine gewisse Grenze geht. Das schaffe ich gut.«

5.2.6 Besetzen der passiven Seite bei der Depression

Depressive Patienten tendieren dazu, sich auch in der Therapie passiv zurückzuziehen und ihre Hilflosigkeit zu betonen. Eine effektive Veränderung in der Therapie setzt aber ein aktives Handeln des Patienten voraus. Somit ist eine der wichtigsten Herausforderungen für den Therapeuten, eine aktive Einstellung beim Patienten hervorzurufen und zu erhalten (Linares u. Campo 2003). Der Therapeut sollte dafür zwischen den Polen aktiv – passiv selbst die passive Seite besetzen. Damit würdigt er die bisherigen Lösungen des Patienten und eröffnet ihm die Möglichkeit einer Veränderung hin zu Aktivität ohne Gesichtsverlust.

»Ich sehe, wie erschöpft Sie in Ihrer schwierigen Situation sind. Vermutlich ist die Depression eine Folge Ihrer Erschöpfung, und Sie brauchen Zeit, um sich zu erholen und wieder Kraft zu schöpfen. Glauben Sie, der

Zeitpunkt ist schon gekommen, dass Sie aktiv in der Therapie mitarbeiten und notwendige Dinge verändern können? Wäre es vielleicht besser, Sie würden sich in Ihrem jetzigen schlechten Zustand in einer Klinik versorgen lassen, wo Sie keinen Anforderungen ausgesetzt sind und Abstand von Ihrem belastenden Umfeld haben?«

5.2.7 Warnung vor Erschöpfung bei der Manie

Häufig schildern Patienten, dass sie nach der abgelaufenen depressiven Episode in einem manischen Aktionismus alles in der Depression Versäumte nachholen, kaum zum Schlafen kommen und irgendwann die zwangsläufig folgende Erschöpfung nicht ertragen können und wieder depressiv werden. Hier kann eine Warnung vor Erschöpfung mit Aufgaben, sich zu bremsen, kombiniert werden.

Die 56 Jahre alte Frau S. hatte sich immer wieder um den alkoholkranken Vater kümmern müssen, bis er vor einigen Jahren starb. Seit zwei Jahren zog sie sich depressiv und antriebsarm zurück, konnte die vom Vater geerbten Immobilien nicht versorgen und ihren verantwortungsvollen Beruf nicht ausüben. In zwölf Sitzungen besprachen wir ihre ambivalente Beziehung zu beiden verstorbenen Eltern und die Vorteile ihrer jetzt in der Depression deutlichen Kind-Rolle. In der *13. Sitzung* erschien sie ausnahmsweise pünktlich und in einem grellroten Kleid und schilderte ihren neuen »Aktionismus«, in dem sie ihre Arbeit wieder aufgenommen und tausend Sachen auf einmal in Angriff genommen habe. Wir besprachen, wie sie sich bremsen könne, wenn ihr Aktionismus zu anstrengend würde, und ich warnte sie vor dem Risiko von Erschöpfung und Burn-out. Sie meinte, sie könne sich stoppen und auf weniger konzentrieren und fokussieren. Am Ende der Sitzung gab ich ihr die Hausaufgabe, sich ab und zu auf weniger zu konzentrieren, um dem Risiko von Erschöpfung vorzubeugen.

5.3 Kontexte

5.3.1 Auftragsklärung und Kontext

Kontextmarkierung

Ein ausschweifendes, überaktives und enthemmtes Verhalten kann primär als ein Phänomen betrachtet werden. Welche Bedeutung ihm gegeben wird, hängt unter anderem von der jeweiligen Kultur, den gesellschaftlichen Vorgaben, der jeweiligen Situation und dem Ort ab, wo es gezeigt wird. Dieser Kontext (von lat. »contextus« = Verknüpfung) ist der

> »Bezugsrahmen bzw. Zusammenhang, worin Verhaltensweisen und verbale wie averbale Mitteilungen ihre Bedeutung erlangen« (Simon, Clement u. Stierlin 2004, S. 187).

Es macht einen Unterschied, ob ein solches Verhalten von einem Schauspieler auf der Theaterbühne, im Büro eines Managers oder bei der Trauerfeier nach dem Tod eines Angehörigen gezeigt wird. Der jeweilige Kontext bestimmt, ob das Verhalten als adäquat, als Ausdruck einer Strafe der Götter, als Kennzeichen einer Hexe oder als psychische Krankheit eingeordnet wird. Diese von der Gesellschaft vorgegebenen Kategorien haben sich im Lauf der Geschichte verändert.

Solche Verhaltensweisen können in der heutigen Zeit, wenn sie nicht auf der Theaterbühne gezeigt werden, vor allem in psychiatrischen Kontexten als Zeichen einer Selbst- oder Fremdgefährdung, als psychische Krankheit oder als Ausdruck eines psychischen Problems gedeutet werden. In Abhängigkeit von der jeweiligen Einordnung werden unterschiedliche Maßnahmen von den professionellen Helfern gefordert. Eine Krankheitsdefinition ist Voraussetzung für eine Finanzierung der Maßnahmen durch das Gesundheitssystem.

Die im Folgenden beschriebenen Kontexte überschneiden sich häufig und liegen manchmal gleichzeitig bei demselben Patienten vor. Ziel der Behandlung kann es auch sein, einen Krankheitskontext aufzuweichen und in einen Problemlösekontext zu überführen.

Auftragsklärung

Zu Beginn der Hilfeleistung sollte eine Auftragsklärung (Ruf 2005, 2013) erfolgen. Dabei gilt es, die explizit geäußerten und die implizit über Verhaltensweisen ausgedrückten Wünsche des Patienten oder Auftraggebers zu beachten. Es ist zu klären, wie viel Verantwortung der Patient für sich übernimmt und in welchem Kontext er sich Hilfe erwartet. In Abhängigkeit von seiner Wirklichkeitskonstruktion über das vorliegende Problem kann er unterschiedliche Aufträge explizit oder implizit äußern. Man sollte ihm kundenorientiert (Schweitzer 1995) bei seiner Wirklichkeitskonstruktion begegnen und seinen Wünschen nachkommen, sofern das möglich ist.

Normativer Kontext

Falls der Patient Suizidalität oder Fremdgefährdung nicht explizit ausschließt, Suizidabsichten äußert oder ein Verhalten zeigt, das auf eine Selbst- oder Fremdgefährdung schließen lässt, wie zum Beispiel riskante Autofahrten in der Manie, sind aus ethischen und rechtlichen Gründen Maßnahmen zum Schutz vor (selbst-)destruktivem Verhalten notwendig; diesen Kontext nenne ich normativen Kontext; Entscheidungen erfolgen nach den Grundsätzen des Rechtssystems und können z. B. zu einer Zwangseinweisung in eine psychiatrische Klinik unter Hinzuziehung der Polizei führen (Ruf 2005, 2013). Der Klient übernimmt dann keine Verantwortung für sein Leben, oder diese Verantwortung wird ihm vom sozialen System abgesprochen.

Ein Wunsch nach einer Begutachtung oder einem Attest bedingt ebenfalls einen normativen Kontext. Dann geht es nicht um Behandlung, sondern um Attestierung eines angenommenen Defizits, z. B. als Voraussetzung für soziale Vergünstigungen. Da die Gesellschaft und das Gesundheitswesen bei Krankheiten von einer Beeinträchtigung von Funktionen (vgl. Abschnitt 1.1) ausgehen und entsprechende Richtlinien für Begutachtungen entwickelt haben, muss sich der Gutachter entsprechend dem Auftrag an diesen Richtlinien orientieren.

Der systemischen Zielsetzung, die Denk- und Handlungsoptionen des Patienten zu erweitern, kann dadurch Rechnung getragen werden, dass die Möglichkeit einer Psychotherapie oder Familientherapie (im Problemlösekontext, s. u.) angeboten wird, die der Patient evtl. zu einem späteren Zeitpunkt in Anspruch nehmen kann.

Zwangskontexte in der Therapie entstehen, wenn diese vom Gericht zur Auflage gemacht wird.

Krankheitskontext

Die explizit geäußerten Wünsche und das Verhalten des Patienten können ausdrücken, dass er ein Medikament oder eine unterstützende Maßnahme wegen eines angenommenen Defizits möchte. Unser Gesundheitswesen kommt diesen Wünschen entgegen, indem es symptomatisches Verhalten auf eine Krankheit, also auf ein Defizit, zurückführt[19], sodass entsprechende (z. B. medikamentöse) Maßnahmen zum Ausgleich des Defizits nach den entsprechenden Richtlinien erforderlich erscheinen; das ist der Krankheitskontext; Entscheidungen müssen nach den sozialrechtlichen Vorgaben und nach den Grundsätzen des Gesundheitssystems erfolgen (Ruf 2005, 2013).

Falls der Klient ein psychisches oder organisches Defizit annimmt und durch psychiatrische oder sozialpsychiatrische Maßnahmen eine Erleichterung erreichen möchte, wird er eher passiv bleiben wollen und vom Behandler aktive Maßnahmen erwarten, die dann im Krankheitskontext erfolgen. Der Patient zeigt eine Verantwortungsübernahme für sich und sein Leben, sodass eine akute Gefährdung gering erscheint. Gegebenenfalls kann die Frage der Gefährdung mit dem Patienten besprochen werden und, falls notwendig, mit seiner Zustimmung eine Krankenhauseinweisung erfolgen.

Das systemische Vorgehen im Krankheitskontext richtet sich kundenorientiert nach den Wünschen des Patienten oder Klienten. Systemisches Vorgehen kann hier auch eine defizitorientierte Sichtweise als nützlich ansehen, sodass dann Maßnahmen ergriffen werden, um

19 In der ICD-10 bezeichnet man mit psychischer Störung einen »klinisch erkennbaren Komplex von Symptomen oder Verhaltensauffälligkeiten [...], der [...] mit Belastung und mit Beeinträchtigung von Funktionen verbunden« ist (Dilling, Mombour u. Schmidt 1993, S. 23).

das angenommene Defizit auszugleichen, z. B. die Verordnung eines Stimmungsstabilisierers nach den Behandlungsrichtlinien für bipolare Störungen. Falls der Patient jedoch andere Sichtweisen kennenlernen möchte, um mit der Belastung oder deren Auslöser besser umzugehen, kann man ihm therapeutische Gespräche anbieten. Damit eröffnet man in neutraler Weise Optionen für Maßnahmen im Problemlösekontext (s. u.).

Problemlösekontext

Es könnte sein, dass der Patient die Störung als ein Problem ansieht, an dessen Lösung er mit professioneller Hilfe arbeiten möchte, sodass sich eine systemische Therapie direkt anbietet. Ihm kann dann ressourcenorientiert die Fähigkeit unterstellt werden, dieses Problem mithilfe des Beraters zu lösen; diesen Kontext nenne ich Problemlösekontext. Ausgangspunkt der Therapie sind die Ziele des Patienten, die direkt erfragt werden können. Basierend auf der Annahme, dass die Wirklichkeitskonstruktion des Patienten wesentlich zum Problem beiträgt, sollte diese eingehend exploriert werden. Therapeutische Entscheidungen werden nach den Kriterien »nützlich« oder »nicht nützlich« gefällt, wobei letztendlich der Patient und nicht der Therapeut entscheidet, was als nützlich gilt (Ruf 2005, 2013).

Wenn der Klient von einem lösbaren Problem ausgeht, Verantwortung übernimmt und aktiv an einer Problemlösung mitarbeiten möchte, wird er Ansprechpartner suchen, die im Problemlösekontext Hilfe anbieten, z. B. einen Mitarbeiter des Sozialpsychiatrischen Dienstes, eine Beratungsstelle, einen Psychotherapeuten oder einen Seelsorger. Diese Verantwortungsübernahme für die Problemlösung ist normalerweise kombiniert mit einer Verantwortungsübernahme für das eigene Leben, sodass eine akute Selbst- oder Fremdgefährdung unwahrscheinlich wird. Die Frage der Gefährdung kann im Gespräch thematisiert und abgeklärt werden. Schätzt der Patient sich selbst als gefährdet ein, wird er einer Krankenhauseinweisung zum eigenen Schutz normalerweise zustimmen.

5.3.2 Stationäre Behandlung

In der psychiatrischen Klinik (Ruf 2013) sind normativer Kontext, Krankheitskontext und Problemlösekontext gleichermaßen möglich und können beim selben Patienten gleichzeitig oder abwechselnd vorliegen. Eine teilstationäre oder stationäre Behandlung ist indiziert, wenn das ambulante Setting nicht ausreicht. Die dadurch erreichte räumliche Distanz zwischen Patient und Familie kann familiäre Spannungen reduzieren, somit eine Entlastungsfunktion im Familienleben einnehmen und außerdem von der Arbeit entlasten.

Die 46 Jahre alte Frau B., Verkäuferin in einem Schuhgeschäft, war seit 26 Jahren häufig wegen depressiver oder manischer Episoden in stationärer Behandlung gewesen. Als ihre Tochter ebenfalls wegen einer psychischen Störung behandelt wurde, fühlte sie sich stark belastet und erschöpft und erlebte einen Wechsel zwischen Phasen von Weinen und einer Hochstimmung. Sie schlief tagelang schlecht, grübelte und erschien mehrfach notfallmäßig in unserer Praxis. Schließlich wurde sie in die Klinik eingewiesen. Durch den Abstand von den häuslichen Sorgen und eine Erhöhung der Medikamentendosis ging es ihr dort rasch besser.

Eine systemisch arbeitende Klinik unterscheidet sich im Umgang mit den Patienten von einer konventionell arbeitenden Klinik (vgl. SYMPA-Projekt; Schweitzer u. Nicolai 2010). Sie bietet einen Schonraum, in dem neue Verhaltensweisen erlernt und geübt werden können. Nach einer Auftragsklärung mit Patient und Angehörigen erfolgt ein Genogramminterview zur Entwicklung eines systemischen Fallverständnisses. Die Behandlung umfasst neben systemischen Einzelgesprächen auch Gruppentherapie, Familiengespräche und systemische Kooperationsgespräche (Keller 2002) zwischen den professionellen Helfern verschiedener in der Klinik tätiger Berufsgruppen, den Patienten und Angehörigen. Ziel dieser Gespräche sind bessere zukünftige Lösungen für den Patienten. Die im Krankheitskontext vorherrschende Unterstützung durch soziale und medizinische Maßnahmen stellt in schweren Lebenskrisen eine vorübergehende wichtige Hilfe dar, bis der Patient wieder selbst lernt, Verantwortung für sich zu übernehmen. Für manche Patienten wird die Klinik vorübergehend zum Ersatz für andere soziale Kontakte. Schließlich ist die Klinik in der Lage, durch eine geschlossene Unterbringung eine soziale Kontrolle über selbst- oder fremdgefährdendes Verhalten des Patienten effektiv durchzusetzen. Über Medikamente, Diagnosen und Freiheitseinschränkungen wird mit dem Patienten verhandelt. Evtl. wird eine Behandlungsvereinbarung über zukünftige Wiederaufnahmen verfasst. Der Patient darf den Entlassbrief lesen und evtl. auch darauf Einfluss nehmen.

5.3.3 Behandlung mit Medikamenten

Eine Behandlung mit Medikamenten ist normalerweise dem Krankheitskontext zuzuordnen. Es hat sich bewährt, gegenüber dem Patienten folgende systemische Haltung einzunehmen und ggf. explizit zu formulieren (Ruf 2013): Medikamente helfen relativ schnell symptomatisch, lösen aber direkt keine sozialen Probleme. Gespräche können helfen, Probleme zu lösen, wirken aber nicht schnell und primär nicht symptomatisch. Der Patient soll selbst entscheiden, ob er das eine, das andere oder beides möchte. Wenn ein Patient Medikamente erwartet, ist es sinnvoll, nach medizinischen Kriterien ein Psychopharmakon anzubieten.

Der 76-jährige Herr C. leidet seit dem 20. Lebensjahr fast durchgehend an depressiven und vereinzelt an manischen oder hypomanischen Episoden, zeitweise konsumiert er übermäßig Alkohol. In den depressiven Episoden zieht er sich zurück und widersetzt sich den Aktivierungsbemühungen seiner Frau. In hypomanischen Episoden bremst sie ihn eher. Er und auch seine Frau sind mit der medikamentösen Behandlung mit Lithium zufrieden. Psychotherapie oder Paartherapie werden nicht gewünscht.

Manche Patienten zeigen sich unkontrolliert manisch oder depressiv und entziehen sich jedem kommunikativen Kontakt. In solchen Fällen ist es sinnvoll, eine rasch wirkende medikamentöse Behandlung zu empfehlen und zusätzlich längerfristig die prinzipielle Möglichkeit einer Psychotherapie anzubieten. Wenn Patienten bezüglich der Psychotherapie unschlüssig sind, kann man ihnen die Aufgabe geben zu beobachten, ob es in ihrem Leben Hinweise gibt, dass Gespräche helfen könnten; in diesem Fall könne man ein Vorgespräch anbieten.

5.4 Methoden

5.4.1 Systemisches Fragen

Prinzipien zirkulärer und anderer systemischer Fragen

Systemische Fragen klingen ungewöhnlich, weil sie nach Beschreibungen, Beobachtungen und Unterschieden fragen und nicht nach den Dingen an sich. Systemische Fragen können sich auf zirkuläre Prozesse, Wirklichkeitskonstruktionen, Problem- bzw. Lösungsszenarien oder reflexiv auf das therapeutische System beziehen.

Das zirkuläre Befragen ist ein wesentlicher Bestandteil der systemischen Therapie. In diesem Buch sollen als »zirkuläre Fragen« alle Fragen verstanden werden, die sich auf zirkuläre Prozesse im psychischen oder sozialen System beziehen. Von der Mailänder Gruppe eingeführt (Selvini Palazzoli et al. 1981), wurden von den Familienmitgliedern Informationen über ihr Verhalten untereinander erfragt. Zwischenzeitlich werden aber auch die unterschiedlichsten systemischen Fragetechniken unter dem Begriff »zirkuläres Fragen« zusammengefasst.

> »Da das Verhalten von Menschen nicht von dem bestimmt wird, was andere Leute tatsächlich denken, sondern von dem, was sie denken, was die anderen denken, empfiehlt es sich, ganz direkt und ungeniert nach Vermutungen und Spekulationen über andere zu fragen« (Simon u. Rech-Simon 2004, S. 21).

Mit zirkulären Fragen werden zirkuläre Prozesse erfragt und damit Informationen gewonnen.

Aber auch die Erzeugung und Verdeutlichung von Unterschieden stellt eine Form des zirkulären Fragens dar, weil ein Unterschied in psychischen und sozialen Systemen als potenzielles Glied zirkulärer Interaktionen in sich selbst zirkulär sein kann. Wenn z. B. im sozialen System der Familie eine neue Unterscheidung eingeführt wird, kann diese mehrere Mitglieder betreffen.

> »Grundsätzlich definiert ein Unterschied immer eine Beziehung zwischen Kategorien, Phänomenen oder Einheiten, die gerade unterschieden werden. Diese Beziehung wiederum ist immer reziprok und daher immer zirkulär. Ist

> *er* beispielsweise aufgeweckter als *sie*, dann ist sie schwerfälliger als er« (Tomm 1994, S. 101, Hervorhebungen im Original).

Mit zirkulären Fragen werden nicht nur Informationen gewonnen, sondern auch Botschaften in das Patientensystem eingebracht, sodass das Fragen selbst zur therapeutischen Intervention wird. In der Metakommunikation über das Verhalten oder über vermutete Erklärungen und Bewertungen anderer Personen werden die Wirklichkeitskonstruktion des Patienten bzw. seiner Familie exploriert und neue Wirklichkeitskonstruktionen angeboten, um die Denk- und Verhaltensoptionen des Patienten oder seiner Familie zu erweitern.

Mit systemischen Fragen können folgende Bereiche exploriert werden:

1. Auftragsklärung und Wirklichkeitskonstruktion:

   »Wie kann ich Ihnen helfen? Welche Wünsche haben Sie an die Behandlung? Worauf führen Sie Ihr Problem zurück? Wieso ist Ihr Problem noch nicht gelöst nach Ihren früheren Psychotherapien? Was hat in diesen Therapien gefehlt? Angenommen, es gäbe eine für die Problemlösung zentrale Frage, die bisher noch nie jemand an Sie gestellt hat: Wie könnte diese Frage lauten? Was müsste in diesem Gespräch passieren, dass Ihre Frau denkt, es hat sich gelohnt hierherzukommen? Was müsste ich tun, damit Ihr Sohn ganz bestimmt nicht zum nächsten Gespräch mitkommen würde?«

2. Möglichkeitsraum:

   »Angenommen, die jetzt begonnene Therapie würde in einem Jahr mit optimalem Ergebnis abgeschlossen, wir würden uns danach wieder treffen, und ich würde Sie fragen: Was machen Sie jetzt anders? Was würden Sie antworten? Angenommen, die Therapie würde alles viel schlechter machen: Was wäre im schlimmsten Fall in einem Jahr? Angenommen, es gäbe keine Psychotherapie, weder hier noch sonst wo: Wie würde Ihr Leben weitergehen?«

3. Ressourcen:

   »Was hat Ihnen in Ihrer schlimmen Kindheit die Kraft gegeben zu überleben? Wie haben Sie es geschafft, trotzdem einen Beruf zu lernen, eine Familie zu gründen und das zu werden, was Sie jetzt sind? Was haben Sie in Ihrer schwierigen Kindheit gelernt, was andere nie lernen?«

4. Zirkuläre Prozesse im psychischen System:

   »Was passiert, wenn Sie denken, die bipolare Störung sei eine Stoffwechselkrankheit? Was würde passieren, wenn Sie stattdessen denken würden, die manischen und depressiven Episoden seien von Ihrer Lebenssituation abhängig? Welche Auswirkungen hätte das auf Ihr Befinden / auf Ihre Zukunftsplanung?«

5. Zirkuläre Prozesse im sozialen System (triadische Fragen):

   »Wie reagiert Ihre Mutter, wenn Sie antriebslos im Zimmer sitzen / überaktiv ohne Pause reden und arbeiten? Was macht danach der Vater? Welche Auswirkungen hat das wiederum auf Sie selbst? Wie reagieren Sie dann?«

6. Das therapeutische System:

   »Angenommen, die Therapie würde so weitergehen wie in den bisherigen Sitzungen: Wie würde es dann in einem Jahr aussehen? Angenommen, ich wollte, dass die Therapie genauso wenig bringt wie Ihre letzte Psychotherapie: Was müsste ich tun? Angenommen, ich wollte Sie verärgern und dafür sorgen, dass Sie die Therapie hier abbrechen: Wie könnte ich das ganz sicher erreichen?«

7. Rückfallprophylaxe:

   »Angenommen, die bisherigen jährlichen depressiven oder manischen Episoden würden im nächsten Jahr ausbleiben: Wie würde die Familie reagieren? Angenommen, Sie wollten wieder einen Rückfall provozieren: Was müssten Sie tun? Angenommen, Sie wollten, dass Ihre Familie Sie wieder in die Klinik zwangseinweisen lässt: Wie könnten Sie das erreichen?«

Durch die mit diesen Fragen eingeführten neuen Ideen können bisher unbewusste Muster bewusst gemacht und die Denk- und Verhaltensspielräume erweitert werden.

Einführung von Unterschieden

Mit zirkulären Fragen werden Unterschiede in das Gespräch eingeführt, also neue Sichtweisen, neue Wirklichkeitskonstruktionen, die einen relevanten Unterschied zum bisherigen Denken ausmachen. Diese neuen Sichtweisen sollten so gestaltet sein, dass sie besser als die bisherigen Denkweisen zum derzeitigen Leben des Patienten passen und damit Lösungen für die von ihm geschilderte Problemgeschichte darstellen.

Der 28 Jahre alte Theologiestudent Herr M. war in der Kindheit von der Mutter abgelehnt und von seinem älteren Bruder sexuell missbraucht worden. Seit Jahren litt er immer wieder an schweren depressiven Episoden. Sein aktuelles Problem war seine häufige Masturbation. Weil es ihm nicht gelang, diese zu beenden, verurteilte er sich und fühlte sich als Versager. Ich führte hypothetisch einen Unterschied in der Bewertung ein: »Sie bewerten Masturbation als Sünde und gehen davon aus, dass Gott das nicht will. Angenommen, Sie würden es nicht als Sünde sehen und sagen: ›Das ist nichts Schlimmes.‹ Was wäre anders?« Nachdem wir dann diese für ihn neue Sichtweise durchgesprochen hatten, fühlte er sich sehr erleichtert.

Herstellung einer Außenperspektive

Die in den Familien häufig anzutreffenden linear kausalen Ursache- und Schuldzuweisungen können durch hypothetische Zukünfte, aus dem Futur II betrachtet, gestört werden. Die jetzige Zukunft wird aus dieser Metaperspektive zur Vergangenheit und Ursache und Wirkung eigener und fremder Handlungen werden miteinander verbunden.

»Stellen Sie sich vor, wir treffen uns hier wieder, wenn Ihr Problem gelöst ist, und Sie schauen auf den Problemlöseprozess und die Therapie zurück. An welchen ersten Schritt der Problemlösung werden Sie sich erinnern?«

Eine veränderte Sichtweise durch eine Außenperspektive kann man auch mit einem fiktiven Kameramann erhalten.

»Angenommen, ein Kameramann hätte bei Ihnen einen Film gedreht, was wäre jetzt auf dem Film zu sehen? Falls der Kameramann nach der Lösung Ihres Problems in einem Jahr wieder einen Film drehen würde: Welche Unterschiede würde er sehen?«

5.4.2 Status quo versus Veränderung

Verhaltensübungen

In manchen Fällen verhindern starke Ambivalenzen ein eindeutiges Handeln. Dann können die Risiken von Veränderung besprochen werden. Falls diese für den Patienten tragbar erscheinen, kann die Aufgabe, verschiedene Verhaltensweisen übungsweise auszuprobieren, die Optionen des Patienten erhöhen.

Frau W.[20] wagte nicht, offen über ihre Probleme mit ihrem Mann zu reden. Bisher waren ihre Probleme immer ihrer bipolaren Störung zugeschrieben worden mit der Folge, dass ihr Mann sie »mit Samthandschuhen« anfasste und ihr keine Belastungen zutraute. Wir sprachen die Risiken eines offenen Gesprächs durch: Sie könnte missverstanden werden und ihre Offenheit könnte als Schwäche und Zeichen ihrer Krankheit interpretiert werden. Falls sie aber nicht mit ihm reden würde, bliebe die Beziehung angespannt wie bisher. Ich gab ihr folgende Hausaufgabe:

THERAPEUT »Bis zu unserer nächsten Sitzung empfehle ich Ihnen, über die verschiedenen Optionen und die längerfristigen Konsequenzen nachzudenken: 1. Sie reden nicht mit Ihrem Mann über Ihr Problem, und alles bleibt beim Alten. 2. Sie reden trotz des Risikos mit ihm darüber. 3. Sie schlagen ihm eine Paarberatung vor, in der sie ihr Problem dann in einem anderen Rahmen besprechen könnten.«

In der nächsten Sitzung ging es ihr gut.

PATIENTIN »Mit meinem Mann ist es jetzt super. Wir hatten ein ehrliches Gespräch. Ich habe ihm gesagt, dass ich nicht in Watte gepackt werden will, und er hat gut darauf reagiert.«

Besprechung des bewusst steuerbaren Bereichs

Die Motivation zu einer systemischen Therapie oder überhaupt zu Psychotherapie entspringt normalerweise einer Unzufriedenheit mit dem Status quo und einer (möglicherweise unbewussten) Ambivalenz zwischen Wünschen nach Veränderung einerseits und Wünschen nach Nichtveränderung andererseits. Beeinflusst durch die gängigen Krankheitstheorien, werden meistens keine wesentlichen Einflussmöglichkeiten auf die depressiven Symptome und auf das eigene Befinden gesehen. Die konkrete Nachfrage nach diesen Einflussmöglichkeiten regt Denkprozesse an, und es können dann häufig Bereiche genannt werden, die willentlich steuerbar sind.

20 Frau W. war bereits im Abschnitt 4.3 erwähnt worden.

Diese steuerbaren Bereiche liegen meistens im Beginn der manischen oder depressiven Episode, bevor der Patient völlig die Kontrolle über sein Verhalten abgibt oder sich in sich zurückzieht.

»Angenommen, Sie wollten wieder in eine manische Phase / Depression kommen: Was müssten Sie tun?«

Diese Frage können manche Patienten sehr konkret beantworten. Wenn das bewusst ist, kann man es im Umkehrschluss auch bleiben lassen. Mit entsprechenden Fragen werden die Optionen des Patienten und seiner Familie erweitert.

Der oben (Abschnitt 5.4.1) bereits erwähnte Herr M. hatte nach der depressiven Episode eine Manie mit vermehrter Aktivität und Größenideen entwickelt. Wir hatten dann sein symptomatisches Verhalten kontextualisiert. In der Manie war seine Selbsteinschätzung als »Versager« weg gewesen. Seine Überanstrengung in der Manie führte dann wieder zum Kippen in eine Depression. Die Frage, was er tun müsste, um wieder in eine Manie zu kommen, konnte er klar beantworten: »Mich überanstrengen, viele Sachen gleichzeitig machen.«

In eine Depression kann zum Beispiel neben einer manischen Überanstrengung auch ein mehr oder weniger bewusster innerer Rückzug führen.

Frau Ö. wirkte in der *zweiten Sitzung* aufgedreht und hypomanisch. Sie klagte über Langeweile und Haltlosigkeit. Beides sei in der depressiven Phase weg. Auf meine Frage, was sie tun müsste, wenn sie von der Langeweile weg und in eine depressive Phase kommen wollte: »Dann müsste ich mir für die nächsten Tage keine Ziele vornehmen, mir nichts vornehmen, was Freude macht.«
Mit der Frage unterstelle ich implizit, dass man auch aktiv in eine depressive Phase kommen kann, dass diese also beeinflussbar ist. Wenn Frau Ö. nun ein Tief selbst herbeiführt und nicht mehr aktiv vermeidet, fällt die Befürchtung weg, in ein katastrophales Tief zu kommen, das Tief wird zu einem eher erträglichen Tief. Der Teufelskreis ist durchbrochen.

In der Familie kann man z. B. fragen, was wer tun müsste, um den Patienten zu einem erneuten Klinikaufenthalt zu bringen.

Das Gute an dem bipolaren Muster

Bei den meisten Patienten entsteht der Eindruck, dass sie wegen eines subjektiven Gewinns an dem symptomatischen Verhalten quasi festhalten. Da man dem Patienten prinzipiell die Fähigkeiten zur Veränderung zutraut, stellt sich die Frage, was ihn bisher von dieser Veränderung abgehalten hat. Das können die guten Seiten seiner bisherigen Verhaltensweisen und Problemlösungsversuche sein, also auch die guten Seiten des depressiven Rückzugs wie auch des aufgedrehten hypomanischen oder manischen Verhaltens.

»Wozu ist es gut, sich phasenweise bis zur Erschöpfung zu übernehmen und dann wieder in der Depression zu erholen? Was war schön in der Manie/in Ihrer letzten depressiven Episode? Wozu ist das zeitversetzte Ausleben von Aktivität und Rückzug gut? Sind Sie mit Ihrem Leben im Frührentnerstatus zufrieden?«

Oft erfüllt die Depression im sozialen System der Familie eine stabilisierende Funktion, die einer Veränderung entgegensteht.

»Was hat sich durch die Depression in Ihrer Familie verändert? Welchen Einfluss hatte die Depression auf Ihre Beziehung zu Ihrer Frau? Welche Veränderung hat sich positiv ausgewirkt?«

Die Manie verhilft dazu, in der Familie tabuisierte Verhaltensweisen auszuleben und trotzdem zusammenzubleiben, weil die Krankheitsdiagnose vor einer Verurteilung und vor negativen Reaktionen der Familienmitglieder schützt.

»Wozu ist es gut, in der Manie überaktiv zu sein?«

Der Gewinn durch das Symptom kann durch Fragen verdeutlicht werden. Dann kann sich der Patient oder seine Familie bewusster für oder gegen Veränderung entscheiden.

In der *fünften Sitzung* hatte Frau F. ihre Sichtweise von der »Krankheit« geändert:

THERAPEUT »Was denken Sie, wozu die Depression und die Manie gut war?«

PATIENTIN »Ich möchte es heute nicht missen. Ich muss sagen, es war gut, dass ich selber mal aufwache, dass ich selber mal mich fühle. Ich habe mich damals gefühlt, ich kämpfe gegen meine komplette Familie, gegen meinen Freundeskreis ..., aber eigentlich richtig aufzuwachen und zu sehen: Ich bin mir selbst am wichtigsten und am nächsten. Ich möchte nicht mehr in irgendwelche Abhängigkeiten, ich möchte auf eigenen Füßen stehen, und ich glaube, wenn das Ganze so nicht gekommen wäre, wäre ich heute nicht an dem Punkt, wo ich heute bin.«

THERAPEUT »Hat das geholfen, von der Familie Distanz zu kriegen?«

PATIENTIN »Ja, auch selber den Weg in die Eigenständigkeit einzuschlagen ... Immer sich leiten lassen von anderen, nie eine eigene Meinung haben ... Ich habe es mit mir machen lassen und konnte gar nicht mehr entscheiden, was ist gut, was tut mir gut ... Da merke ich mittlerweile, dass ich das klar spüren kann, was für mich gut ist.«

Der Preis einer Veränderung

Man kennt den Status quo mit seinen guten und schlechten Seiten und zieht ihn oft einer Veränderung mit ungewissen und nicht abschätzbaren Folgen vor. Der Preis einer Veränderung besteht häufig in negativen Reaktionen des familiären Umfelds oder im Verlust der krankheitsbedingten sozialen Vergünstigungen. Durch eine Thematisierung können diese Folgen konkreter vorstellbar werden; dann wird eine Entscheidung für oder gegen Veränderung leichter.

»Angenommen, Ihre manischen und depressiven Episoden würden wegbleiben: Wie würde Ihr Leben dann aussehen? Wie würde Ihre Frau reagieren? Wenn die Rente ohne die Krankheit wegfallen würde: Wie wären Ihre Chancen, eine Arbeit zu finden? Würden Sie andernfalls mit dem Arbeitslosengeld auskommen? Wäre das eine Verbesserung oder Verschlechterung im Vergleich zum jetzigen Zustand?«

Dabei ist eine Konstruktneutralität wichtig bezüglich der Frage, ob der Patient sein Verhalten steuern kann oder ob eine nicht beeinflussbare Krankheit vorliegt. Eine Veränderungsneutralität des Therapeuten würdigt die Ambivalenz des Patienten und lässt offen, ob Veränderung oder Nicht-Veränderung besser ist. Im Zweifelsfall sollte der Therapeut eher vor Veränderung und den damit verbundenen Risiken warnen, um dem Patienten die Möglichkeit zu geben, die andere Seite der Ambivalenz zu besetzen.

»Wieso wollen Sie lernen, mit Ihrem Mann Konflikte einzugehen, statt sich in eine Manie oder Depression zu flüchten? Haben Sie sich das gründlich überlegt? Wie können Sie sich bremsen, wenn Sie merken, dass Sie zu unvorsichtig und risikobereit sind?«

Herr V. war ledig und lebte allein, 37 Jahre alt, von Beruf Schreiner. Er lebte in einer Eigentumswohnung in einem größeren Gebäude und klagte immer wieder über Probleme mit den anderen Eigentümern und der Hausverwaltung. Wegen seiner Angstzustände hatte sein Umfeld ihm geraten, eine Therapie zu machen. Nach einer tagesklinischen Behandlung in einer psychosomatischen Klinik begann dann die ambulante Therapie bei mir. Er erwartete von der Therapie, nicht mehr übersensibel zu sein und bei Konflikten nicht mehr aggressiv zu werden oder wegzulaufen. In der Therapie wurden sein Gerechtigkeitssinn und seine Angst vor Verletzungen deutlich. Sein Muster war, sich bei Konflikten aggressiv zu wehren, sich wegen Schuldgefühlen dann depressiv zurückzuziehen und, wenn er nach einigen Tagen oder Wochen das nicht mehr aushielt, tage- oder wochenlang hypomanisch und überschwänglich zu werden und alles Liegengebliebene gleichzeitig in Angriff zu nehmen. In den Sitzungen wurde immer wieder der Preis für sein Verhalten thematisiert: Probleme und Ärger mit seinem privaten und beruflichen Umfeld. Anhand konkreter Situationen wurde differenziert, was er in seinem Umfeld ändern könnte: Wenn er nicht mehr so aggressiv aufträte, hätte er mehr Erfolg bei seinen Wünschen an die Hausverwaltung. Auf der anderen Seite waren gewisse finanzielle Kosten durch handwerklichen Pfusch am Haus nicht mehr änderbar, sodass er dies nun betrauern müsse. Der Preis für seine Veränderung war das Akzeptieren nicht änderbarer Ungerechtigkeiten und ein Verzicht auf seinen aggressiven Kampf. Nach einem Abwägen von Gewinn und Preis einer Veränderung wagte er schließlich, von ihm nicht änderbare Dinge (wie den Arbeitsplatzwechsel eines geliebten Kollegen oder Beschlüsse der Eigentümerversammlung in dem Haus, wo er wohnte) ohne aggressive Verhaltensweisen anzunehmen, und bekam deshalb weniger Schuldgefühle. Die depressiven Episoden wurden seltener und schwächer, und extreme Hochphasen traten nicht mehr auf.

Paradoxe Warnung vor Veränderung

Patienten blockieren eine mögliche Veränderung oft, weil sie auf ihre Ängste fixiert sind und deshalb die möglichen Optionen nicht zu Ende denken. Wenn man in der Therapie die Optionen erarbeitet, aber vor einer Veränderung eher warnt, werden beim Patienten normalerweise Denkprozesse über Gefahren dieser Veränderung in Gang gesetzt. Nicht selten besetzt der Patient dann die andere Seite der Ambivalenz: »Der Therapeut ist viel zu ängstlich. So schlimm ist es doch gar nicht.«

Frau Ö. wirkte in der *vierten Sitzung* deutlich depressiv. Sie haderte mit ihrer Familie, nachdem ihr Vater, als sie 18 Jahre alt war, auf ihren Namen ein Lebensmittelgeschäft angemeldet und sie nach dessen Konkurs mit den ihr zugeschriebenen Schulden finanziell im Stich gelassen hatte (s. o. Abschnitt 4.4). Mit der Idee, sie sei ohne Familie nicht lebensfähig, lebte sie nach einem kurzen Auszug wieder bei den Eltern. Ihre Albträume führte sie auf die »Depression« zurück. Ich entwickelte die Hypothese, dass sie die Idee der Krankheit Depression besser ertragen konnte als den Gedanken, ihre belastende Situation trage dazu bei, weil sie dann noch die Frustration hätte, die Lebenssituation in ihrem kulturellen Kontext nicht ändern zu können; und durch die Therapie könnte das Risiko entstehen, mit dieser Frustration konfrontiert zu werden. In der *vierten Sitzung* machte ich deshalb einen Vorschlag.

Therapeut »Es wäre mein Vorschlag, dass wir weitere Vorgespräche machen zur Entscheidungsfindung ..., das heißt, dass die Entscheidung, ob eine weitere Therapie hilfreich oder nur belastend ist, noch offen ist.«

Patientin zögert.

THERAPEUT »Sind Sie damit nicht glücklich?«

Patientin *(weint)* »Ziemlich aufgelöst.«

THERAPEUT »Was bräuchten Sie für heute, um nachher das Gefühl zu haben, Sie sind ein Stück weitergekommen?«

PATIENTIN »Eine einsame Insel.«

...

THERAPEUT »Sie sind in einer schwierigen Situation ... Sie haben Schulden, haben viel Verantwortung für die Familie auf sich genommen und wurden dann im Stich gelassen. Als Sie von der Familie weg waren, ging es der Mutter schlecht. Wenn Sie dort sind, haben Sie es nicht gut. Wie Sie es machen, ist es nicht recht ... Dann haben Sie noch die Kulturprobleme zwischen türkischer und deutscher Kultur. Es könnte ja sein, dass die Albträume daher kommen, dass Sie ja wirklich in einer schwierigen Situation sind. Was wäre denn, wenn sich so etwas herausstellen würde?«

PATIENTIN »Das hätte keine Konsequenz, weil ich keine Möglichkeit habe, etwas momentan zu ändern. Wenn, dann wäre es nach dem Motto: ›Auf Biegen und Brechen.‹ Entweder gegen den Willen meiner Eltern oder gegen den Willen von meinem Freund.«

...

THERAPEUT »Falls Sie von den Eltern ausziehen würden?«

PATIENTIN »Die Mama würde rumheulen. Dem Vater wäre es wohl egal. Die Geschwister würden sich freuen, weil sie dann mehr Platz hätten. Vielleicht käme es zur Trennung vom Freund.«

THERAPEUT »Wie lange würden Sie allein bleiben?«

Patientin *(weint)* »Wie ich mich kenne: eine lange Zeit ... Ich weiß nicht, ob es mir überhaupt wieder besser gehen würde oder ob ich mich in die Depression reinstürze ... an Selbstmord denke ... Ich habe keine guten Erfahrungen gemacht, als ich schon mal ausgezogen bin.«

...

THERAPEUT »Falls Sie nicht ausziehen würden?«

PATIENTIN »Wie ich es mache, ist es nicht recht. Zähne zusammenbeißen und durch, das kenne ich.«

THERAPEUT »Falls es so weiterginge?«

PATIENTIN »Heiraten, dann ausziehen, dann wäre ich glücklich, Familie, Kinder bekommen.«

...

THERAPEUT »Angenommen, wir würden weitere Gespräche führen, die ähnlich verlaufen würden wie das heutige. Wozu würde das führen?«

PATIENTIN »Wenn ich so gelaunt wäre wie heute, würde das weniger bringen.«

THERAPEUT »Das heißt, wenn Sie bremsen wollen, müssen Sie so sein wie heute?«

PATIENTIN »Ja ... Ich habe schon ein gutes Gefühl.«

...

THERAPEUT »Prinzipiell kann Therapie Veränderung bewirken, auch Veränderung, dass Sie sich entscheiden, etwas anders zu machen als bisher, und das hat ja sehr große Risiken, das wurde gerade deutlich, egal, wie Sie es tun. Ich sehe das Risiko, dass so etwas passieren könnte. Ich biete Ihnen weitere Vorgespräche an, um da die Entscheidung genauer zu besprechen. Sie müssen ja entscheiden, ob Sie etwas verändern möchten oder nicht. Ich sehe auch das Risiko, dass sich zu schnell etwas ändert. Bei der Therapie kann es sein, dass ein Patient manchmal schnell eine Entscheidung trifft, und dann gibt es möglicherweise ein großes Problem. Ich würde Ihnen aus diesem Grund heute keine Hausaufgabe geben, weil auch Hausaufgaben das Risiko mit sich bringen, dass man zu schnell etwas ändert, und ich das für sehr gefährlich halte.«

Umgang mit Rezidiven

Es ist nicht ungewöhnlich, dass sich während der Therapie ein Rezidiv ereignet, evtl. mit Klinikeinweisung. Ein Auslöser dafür kann der Rückgriff auf alte Muster bei aktuellen Belastungen sein. Man kann nach dem Auslöser der Verschlechterung fragen und alternative Umgangsformen mit solchen Auslösern besprechen. Damit das Rezidiv nicht zu Hoffnungslosigkeit und einer sich selbst erfüllenden Prophezeiung führt (»Die Manie kommt immer wieder und ist nicht beeinflussbar!«), sollte auch das Positive am Rezidiv erörtert werden.

»Was glauben Sie, hat Ihre Frau dazu bewogen, wieder in der Manie aufzudrehen? Falls sie das nicht getan hätte: Wie hätte sich die Situation dann entwickelt?«

Gegenüber den Angehörigen kann der Therapeut den Rückfall entdramatisieren als »nichts Außergewöhnliches« oder gar »Erwartetes« und erklären, dass die Therapie lediglich unterbrochen sei und nach der Entlassung wieder aufgenommen werden könne.

5.4.3 Lösungsorientiertes Vorgehen

Die lösungsorientierte Kurztherapie (de Shazer 1988, 1991) konzentriert sich auf die Problemlösung und damit auf die angestrebte Veränderung. Das defizitorientierte Sprachspiel wird in ein »lösungsorientiertes Sprachspiel« (Miller u. de Shazer 1999) überführt, indem auf Lösungen statt auf Probleme fokussiert wird: auf die Stärken des Patienten und auf die positiven Effekte der Symptomatik; Symptome werden als Fähigkeiten umgedeutet und positiv konnotiert. Die

Behandlungsziele sollen klar definiert werden und klein, realistisch und bedeutsam für den Klienten sein. Konkrete und verhaltensbezogene Ziele können besser erreicht werden als vage Vorstellungen. Sie sollen eher das Vorhandensein als die Abwesenheit von etwas zum Ausdruck bringen und eher einen Anfang als ein Ende beschreiben. Ein lösungsorientiertes Vorgehen ist vor allem bei klaren Zielen und fehlender oder geringer Ambivalenz indiziert.

Die Schilderung des Problems ist untergeordnet und kann auf ein Minimum beschränkt bleiben. Die Therapie kann auch dann effektiv sein, wenn der Therapeut das Problem des Klienten nicht beschreiben kann. Der Therapeut und auch der Klient müssen aber auf jeden Fall wissen, woran für beide erkenntlich sein wird, dass das Problem gelöst ist.

Die »Wunderfrage« lenkt den Blick auf die Zukunft nach der erstrebten Problemlösung:

»Angenommen in der kommenden Nacht würde ein Wunder passieren, und Ihr Problem wäre gelöst. Was wäre das erste Anzeichen, an dem Sie merken würden, dass das Problem gelöst ist? Was würden Sie morgen anders machen?«

Das Erfragen von Ausnahmen vom Problem dient einer Kontextualisierung, holt vom Patienten vergessene Ressourcen in die Erinnerung und ersetzt seine problemorientierte Geschichte durch eine lösungsorientierte.

»Wann zuletzt haben Sie keine Niedergeschlagenheit gespürt? In welchen Situationen fühlen Sie sich nicht niedergeschlagen? Was machen Sie dann anders?«

Um das Selbstwertgefühl und die Würde des Klienten zu fördern, sollte der Therapeut den Weg zur Zielerreichung als »harte Arbeit« anerkennen. Der Therapeut (und natürlich auch der Patient) sollte mehr von dem tun, was funktioniert, und etwas anderes tun, wenn etwas nicht funktioniert.

Skalierungsfragen können Veränderungen klarer vor Augen führen.

»Stellen Sie sich eine Skala von null bis zehn über Ihren Zustand vor, Therapiebeginn wäre null, Therapieziel zehn. Wo wären Sie jetzt?«

Antwortet der Patient beispielsweise »drei«, fragt man weiter: »Wie haben Sie es geschafft, in der kurzen Zeit von null auf drei zu kommen?« Sollte er antworten »minus zwei«, könnte man entgegnen: »Es ist nicht ungewöhnlich, dass sich der Zustand nach ... Sitzungen verschlechtert; bei vielen Patienten liegt der Skalenwert dann bei minus drei. Wie haben Sie es geschafft, dass es bei Ihnen nur bis minus zwei zurückging?« Damit werden die Ressourcen des Patienten erfragt. Sollte er den Erfolg extern attribuieren, z. B. »Die Familie hat mir geholfen«, könnte man ressourcenorientiert entgegnen: »Wie haben Sie es geschafft, die Hilfe der Familie nutzbringend für sich einzusetzen?« Nach diesem Diskurs könnte sich eine Zukunftsfrage anschließen: »Angenommen, Sie wollten morgen einen Skalenpunkt weiterkommen (z. B. von minus zwei auf minus eins oder von drei auf vier): Was müssten Sie tun?«

5.4.4 Paradoxe Interventionen

Eine Paradoxie ist ein Widerspruch,

> »der sich durch folgerichtige Deduktion aus widerspruchsfreien Prämissen ergibt« (Watzlawick, Beavin u. Jackson 1967, S. 171 f.).

Paradoxien treten in der therapeutischen Situation immer wieder auf. So erhält der Therapeut durch den Patienten oft die paradoxe Aufgabe, ihn von einem Symptom zu befreien, das er eigentlich wegen des damit verbundenen Gewinns behalten möchte. Metaphorisch könnte man den paradoxen Auftrag so beschreiben: »Wasch mich, aber mach mich nicht nass!« Aus einer paradoxen Lage kann man den Patienten durch ein »Gegenparadoxon« (Selvini Palazzoli et al. 1975) befreien. Paradoxe Interventionen bieten sich häufig bei ausgeprägter Ambivalenz des Patienten an.

So kann der Therapeut eine Symptomverschreibung aufgeben:

»Wenn Sie Zusammenhänge zwischen Ihrem Verhalten und Ihrer bipolaren Störung näher kennenlernen wollen, schlage ich Ihnen folgende Übung vor: Zeigen Sie sich Ihrer Frau gegenüber ab und zu manisch oder depressiv, auch wenn Sie es gar nicht sind! Ihre Frau soll raten, ob die Manie oder Depression echt oder gespielt ist.«

Problemstabilisierende zirkuläre Prozesse im sozialen System (z. B. der Familie) werden damit gestört. So wird es nach dieser Intervention für die Ehefrau schwieriger, ihren depressiven Mann nur wegen des Krankheitsetiketts »Depression« zu schonen, weil bei ihr immer der Gedanke mitschwingen wird, sein symptomatisches Verhalten könnte nur gespielt sein. Damit wird aber auch nahegelegt, Unsicherheiten in der Beziehung oder Konflikte anzusprechen, die bisher durch depressives oder manisches Verhalten des Patienten neutralisiert wurden.

Es bleibt natürlich offen, ob der Patient wirklich manisch oder depressiv »ist«[21] oder dies nur vorgibt; das spielt für die Intervention der Symptomverschreibung auch keine Rolle. Relevant für problemstabilisierende familiäre Kommunikationsmuster ist nur das, was er in die Kommunikation einbringt, weil die Familienmitglieder nur darauf reagieren können, während die Psyche des Betroffenen durch andere grundsätzlich nicht direkt erschlossen werden kann.

Frau Ö. schilderte in der *zweiten Sitzung*, wie sie sich bemühte, einen Absturz in eine Depression zu verhindern.

PATIENTIN »Die Gleichgültigkeitsphase ist, bevor ich in die depressive Phase komme ..., z. B. keine Termine zu setzen ...«

THERAPEUT »Die Gleichgültigkeitsphase erinnert Sie daran, dass Sie wieder eine Tiefphase brauchen, damit Sie aus der Langeweile rauskommen? Dass die Hochphase zu lange ist?«

...

PATIENTIN »Das Gleichgültigkeitsgefühl erinnert mich an die Anfangszeit der Depression, wo ich den Absturz hatte, wo alles um mich rum zu viel war und ich irgendwann sagte: ›Jetzt kann ich nicht mehr.‹ ... Dann komme ich dazu, dass ich vom Kopf her nicht mehr abschalten kann, es rattert dann weiter, wenn ich

21 Hier wird ein Grundproblem psychiatrischer Nomenklatur deutlich. Symptome sind letztendlich als soziale Phänomene und somit als kommunikative Äußerungen definiert. Eine Lösung kann der Verweis auf die subjektive Gefühlslage sein: Der Patient soll entgegen seiner Gefühlslage manische bzw. depressive Symptome zeigen.

eine Hochphase habe und mich bewusst ausruhen möchte, damit ich nicht in den Absturz komme. Ich kann dann nicht abschalten.«

THERAPEUT »Sie müssen es konsequenter tun. Ich denke schon, dass da etwas dran ist, dass es zu viel rattert, Sie sich übernehmen, irgendwann die Langeweile kommt und die Langeweile Ihnen möglicherweise sagen möchte: ›Jetzt war es zu viel mit der Hochphase‹ und Sie brauchen das Tief und den Rückzug. Und ich glaube, Ihr Problem ist, dass Sie zu lange warten, bis Sie völlig erschöpft sind. Sie sollten ab und zu, wenn Ihnen gar nicht danach ist, ... sich eine Tiefphase gönnen, bevor sie kommt, bevor Sie erschöpft sind, ... sich zurückziehen, Termine mit der Freundin absagen.«

Man kann den Kreislauf im psychischen System so beschreiben: Frau Ö. kommt ins Tief, nachdem sie sich im Hoch verausgabt hat und kraftlos ist. Im Tief leidet sie und versucht, wieder herauszukommen. Weil sie keine Grautöne kennt, kommt sie dann in das andere Extrem der Hypomanie und verausgabt sich, bis zwangsläufig wieder ein Tief resultiert.

Meine Intervention, sie solle sich eine Tiefphase gönnen, impliziert auch eine positive und ressourcenorientierte Bewertung der Tiefphasen als etwas, das man ab und zu braucht, wenn man erschöpft ist, und das man aktiv herstellen kann. Die Paradoxie in der Symptomverschreibung bedeutet, eine Depression herbeizuführen, um sie zu vermeiden. Ein aktiv herbeigeführtes leichtes Tief verhindert ein Überdrehen in der Hochphase mit nachfolgender Erschöpfung und schwerer Depression. So wird der Depressionskreislauf durchbrochen.

5.4.5 Rituale

Therapeutische Rituale können als symbolische Handlungen neue Unterscheidungen ermöglichen und damit neue Sichtweisen einführen sowie gleichzeitig beide Seiten von Widersprüchen, Paradoxien und Ambivalenzen enthalten. Sie sollen zum Leben und den Wirklichkeitskonstruktionen der Patienten passen und Lösungswege eröffnen. Sie geben dem Patienten die Erlaubnis, im Ritual bisher ungelebte oder gefürchtete Seiten testweise zu leben (vgl. Imber-Black, Roberts u. Whiting 1998).

In der Therapie können Rituale zu verschiedenen Themen eingesetzt werden, zum Beispiel als regelmäßige Familienberatungen, gemeinsames Essen, Trauerrituale oder Feiern.

Das Ritual der geraden und ungeraden Tage (Selvini Palazzoli et al. 1979) kann durch eine zeitliche Entzerrung gegensätzlicher Strebungen oder Verhaltensweisen Blockierungen lösen. In der Einzeltherapie kann es zur Klärung starker Ambivalenzen, die Entscheidungen verhindern, eingesetzt werden:

»An allen geraden Tagen des Monats leben Sie so, als ob Sie sich für A entscheiden würden, und malen sich Ihre Zukunft aus, wie es Ihnen in einem, zwei oder zehn Jahren gehen würde. An den ungeraden Tagen des Monats leben Sie so, als ob Sie sich für B entscheiden würden. Beobachten Sie Unterschiede zwischen den geraden und ungeraden Tagen, wann es Ihnen besser und wann es Ihnen schlechter geht.«

Damit werden die ambivalenten Strebungen zeitlich getrennt, und anstehende Entscheidungen werden erleichtert.

Ein Ritual kann auch die Idee, manisches Verhalten bewusst kontrollieren zu können, einführen.

»Montags, mittwochs und freitags verhalten Sie sich so, als ob Sie nicht manisch wären; dienstags, donnerstags und samstags zeigen Sie weiterhin Ihre manischen Symptome; sonntags haben Sie frei. Beobachten Sie, wie Ihre Familie jeweils auf Sie reagiert und wie es Ihnen damit geht.«

Manchmal kann die Depression als »Erschöpfung« oder »normale Reaktion« auf belastende Ereignisse umgedeutet werden, quasi als Trauerreaktion, die eine gewisse Zeit benötigt, bis die Belastungen ausreichend betrauert sind. Dann kann mit der Metapher der »Trauerarbeit« (Freud 1915) ein Ritual eingeführt werden (vgl. dazu das Fallbeispiel von Frau N., Abschnitt 5.1.8).

5.4.6 Narrative Methoden

Prinzipien der narrativen Methoden

Die Geschichten, mit denen jemand sein Leben erzählt und aus denen er seine Biografie konstruiert, können zufrieden machen oder Probleme bereiten. Eine Problemgeschichte kann z. B. entstehen, wenn jemand in der Erinnerung nur die Misserfolge und negativen Ereignisse im Leben aneinanderreiht und die Erfolge vergisst. Bei der narrativen Therapie werden zusammen mit dem Klienten Geschichten für seine Lebensbeschreibung gesucht, die für sein Leben hilfreicher sind als seine bisherigen. Bei problematisch erlebten Wirklichkeitskonstruktionen bietet der Therapeut andere Wirklichkeitskonstruktionen an, mit denen der Patient besser leben kann. Der Patient kann auch angeregt werden, seine eigene Geschichte weiterzudenken, um selbst zu einer neuen Sichtweise zu gelangen.

Sinnangebote

Patienten haben manchmal ein Bedürfnis, die unerklärlichen und das Selbsterleben erschütternden manischen oder depressiven Episoden sinnerfüllend in ihre Lebensgeschichte einzuordnen. Eine gemeinsame Sinnsuche in den Therapiegesprächen kann dazu verhelfen.

Die 25-jährige kaufmännische Angestellte Frau D. hatte seit vier Jahren zwei bis drei Mal jährlich leichte depressive und anschließend euphorische Phasen von ein bis zwei Wochen Dauer. Einen medikamentösen Versuch mit einem Stimmungsstabilisierer beendete sie selbst nach kurzer Zeit wegen ihrer Abneigung gegen Medikamente. Sie war früher vom Vater geschlagen worden und hatte vor Kurzem eine Beziehung zu einem Freund, der nicht gut mit ihr umging, beendet. Von der Therapie erwartete sie, ihre Reaktionen besser zu verstehen und zu »hören, dass mit mir alles in Ordnung ist, dass ich kein schlechter Mensch bin und nicht abnormal«. In neun Therapiegesprächen suchten wir gemeinsam nach Erklärungen für ihre Symptome. Auslöser für die erste depressive Episode vor vier Jahren war ihre Unzufriedenheit bei der Ausbildung. Die nachfolgenden depressiven Phasen kamen meistens nach einem Streit mit dem damaligen Freund. Bei einer ausgeprägten hypomanischen Episode vor zwei

Jahren hatte sie die damalige Gelegenheit genutzt, sich auf Partys auszulassen, viele Leute zu treffen und sich dabei gehen zu lassen. Diese hilfreicheren Erklärungen gaben ihren Symptomen Sinn und verhalfen ihr zu einer neuen Wirklichkeitskonstruktion. Sie konnte von ihrer früheren Beurteilung, abnormal oder schlecht zu sein, wegkommen und wagte, sich mehr zu wehren und ihr Leben aktiver selbst zu gestalten. So suchte sie eine neue Arbeitsstelle und grenzte sich gegenüber ihren Eltern besser ab.

Kontextualisierung

Eine bipolare Störung wird häufig als psychische Krankheit gesehen, die man sich zuzieht wie eine Grippe. Die Einfluss- und Verarbeitungsmöglichkeiten nehmen zu, wenn man Zusammenhänge zur Lebenssituation herstellen kann. Wenn diese Zusammenhänge formuliert werden, kann man einen besseren Weg im Umgang mit den Belastungen suchen.

Fokusverschiebung

Bipolare Patienten beschreiben vor allem während der depressiven Episoden sich selbst und ihre Biografie defizitorientiert. Sie selektieren aus ihrer Biografie negative Erlebnisse und Situationen, in denen sie sich selbst negativ bewerten, und konstruieren daraus eine Lebensgeschichte von Misserfolgen, Kränkungen und Schwächen. Die Folgen sind ein problembehaftetes Selbstbild und ein geringes Selbstbewusstsein. In der Therapie verhilft eine Fokusverschiebung auf die vergessenen positiven Aspekte und Stärken zu einem besseren Umgang mit sich und der Vergangenheit. Folgende zentrale Frage kann in der Therapie gestellt werden:

»Wie haben Sie es geschafft, trotz Ihrer schrecklichen Kindheitserlebnisse einen guten Beruf zu lernen und eine Familie zu gründen? Was hat Ihnen die Stärke gegeben zu überleben?«

Die nach der biografischen Entwicklung oft erklärbare negative Selbstsicht kann einen Rückzug in die Depression begünstigen, wenn äußere Belastungen dazukommen und der Patient nicht wagt, seine persönlichen Bedürfnisse zu formulieren. Fokusverschiebungen hin zu einer positiven Selbstsicht und eine Balancierung der Ambivalenz zwischen passivem Rückzug und offensivem Vertreten der eigenen Bedürfnisse können Selbstbewusstsein und Abgrenzungsfähigkeit verbessern.

In der Manie werden vom Patienten nur positive Sichtweisen geschildert mit Größenideen und zum Teil wahnhaft verzerrtem Selbstbild, z. B. als Retter der Welt. Dann kann eine Fokusverschiebung wieder Normalität ins Blickfeld bringen.

»Wie erklären Sie sich, dass Ihr Umfeld Sie nicht so großartig einschätzt wie Sie selbst?«

Positive Konnotation

Bei der positiven Konnotation werden im Therapiegespräch vom Klienten erwähnte negative Bewertungen von symptomatischen Verhaltensweisen durch positive ersetzt, um eine positive Selbstsicht zu ermöglichen und das Selbstbewusstsein zu stärken. Folgende Umdeutungen sind beispielsweise möglich:

hypomanisch → eifrig und gewissenhaft.
manisch → kann seine Bedürfnisse ausleben.
euphorisch → kann es sich gut gehen lassen.
lässt alles mit sich machen → die Familie ist ihm wichtig.
passt sich an → legt Wert auf Harmonie.
zieht sich depressiv zurück → schützt sich vor Überlastung.

Die positive Konnotation hat ihre Grenzen, wo ein Verhalten moralisch nicht mehr positiv gesehen werden kann, z. B. bei Gewaltanwendung oder Missbrauch. Werden solche Handlungen während der Therapie bekannt, wird der Problemlösekontext verlassen und ein normativer Kontext etabliert (vgl. Abschnitt 5.3.1).

Metaphern

Die Metapher ist eine rhetorische Figur, bei der ein Wort nicht in seiner wörtlichen, sondern in einer übertragenen Bedeutung verwendet wird. Ein großer Teil unserer Sprache besteht aus Metaphern.

Auch die von den Klienten im Zusammenhang mit ihren Problemen geschilderten Wirklichkeitskonstruktionen sind oft metaphorisch strukturiert. Metaphern können zu sich selbst erfüllenden Prophezeiungen führen. So kann die in der Psychiatrie oft verwendete Metapher einer notwendigen »Stütze« oder »Krücke« ein unabänderliches Defizit nahelegen und die Suche nach Veränderung bremsen. In der Behandlung kann man mit anderen Metaphern neue Realitäten schaffen und damit für den Patienten bisher unbekannte Möglichkeiten eröffnen.

Statt der defizitorientierten Beschreibung als Krankheit kann ressourcenorientiert die metaphorische Beschreibung einer »Flucht in die Manie« oder eines »Rückzugs in die Depression« angeboten werden. Diese Metaphern betonen die aktive Handlung und Beeinflussbarkeit und regen Denkprozesse an, nach Hinweisen für diese Beeinflussbarkeit zu suchen. Die Depression kann ein »Signal« sein, dass etwas nicht stimmt. Die Manie kann ein »Kampf« gegen Antriebslosigkeit und eine »Inszenierung« bisher verdrängter Persönlichkeitsanteile sein.

Externalisierung

Eine Externalisierung (vgl. White u. Epston 1989; Retzer 2004) kann das bisher im Patienten lokalisierte Problem nach außen verlagern und damit handhabbarer machen. Die Probleme oder Eigenschaften, die bisher an Personen oder Beziehungen festgemacht wurden, verselbstständigen sich und werden dadurch weniger belastend und einschränkend.

»Wenn Ihre Manie/Depression ein Mensch wäre, wäre sie ein Mann oder eine Frau? Wie groß? Welche Eigenschaften hätte sie? Wo würde sie sich (hier im Raum) befinden? Wäre sie immer an derselben Stelle? Wann wäre sie näher bei Ihnen, wann weiter weg? Was würde sie mit Ihnen machen? Angenommen Sie wollten, dass der Herr Manie/Depression (oder: die Frau Manie/Depression) näher zu Ihnen kommt, was müssten Sie tun? Falls Sie wollten, dass sie weiter weggeht, was müssten Sie tun?« (vgl. Retzer 2002, S. 100 ff.[22]*).*

22 Retzer entwickelte diese Intervention für die Behandlung der Psychosen; sie ist

Danach kann das Gleiche für die Normalität gefragt werden. Eruiert werden vor allem die Einflussmöglichkeiten des Patienten auf das Vorhandensein oder die Nähe des Problems bzw. der Normalität.

5.4.7 Rückfallprophylaxe

Eine Rückfallprophylaxe (vgl. Retzer 2004; Schweitzer u. v. Schlippe 2006) kann erfolgen durch Kommunikation über das Vermeidbare. Dadurch werden riskante Verhaltensweisen oder »Fettnäpfchen«, in die der Patient treten könnte, deutlicher.

Unterschiede zwischen bisherigen Rückfällen werden oft von den Patienten und Familien ausgeblendet. Das Erfragen von Unterschieden in der Beschreibung, Erklärung und Bewertung verschiedener Rückfälle kann helfen, besser mit Auslösesituationen umzugehen.

Die Erörterung negativer Konsequenzen ausbleibender Rückfälle kann Ambivalenzen in der Motivationslage und in den Zielen wie auch den Preis für einerseits pathologisches und andererseits normales Verhalten verdeutlichen.

»Angenommen, die bisher jährlichen Rückfälle würden zukünftig ausbleiben und die Rentenversicherung würde Ihre Rente streichen: Wie würde Ihr Leben dann weitergehen? Wäre das eine gute Lösung? Wenn zukünftig keine Rückfälle mehr auftreten würden und Sie sich nicht mehr in die Manie oder Depression zurückziehen würden: Wäre das gut? Wie würde die Familie reagieren? Würde es Ihnen dann langweilig?«

Wenn das Gute am Symptom und dessen Funktion im psychischen und sozialen System in der Therapie besprochen worden ist, kann als Rückfallprophylaxe besprochen werden, wie im Notfall das »nützliche« Symptom wiederhergeholt werden kann. In anderen Fällen kann der Rückfall vermieden werden, wenn Verhaltensweisen, die es provozieren würden, vermieden werden.

»Angenommen, Sie wollten morgen wieder in eine Manie/Depression

auch bei der bipolaren Störung einsetzbar und wurde hier entsprechend adaptiert.

kommen: Was müssten Sie tun? Wie würden Sie das ganz sicher erreichen? Falls Sie wollten, dass ein Rückfall diagnostiziert wird und Sie wieder in die Klinik eingewiesen werden: Welche Verhaltensweisen müssten Sie zeigen?«

In der *achten Sitzung* ging es Frau Ö. schon lange gut.

THERAPEUT »Angenommen, Sie wollten wieder in den Zustand wie vor der Therapie kommen, also in eine Depression: Was müssten Sie tun?«

PATIENTIN »Mich unter Druck setzen, es allen recht machen, keine Zeit für mich nehmen, mich zu Hause einsperren, keine sozialen Kontakte mehr wahrnehmen, keine Tabletten mehr nehmen.«

5.4.8 Familientherapie

Besonderheiten bei der Familientherapie

Wenn Patienten in der Familie leben, ist es sinnvoll, diese in die Therapie einzubeziehen. Eine Familientherapie kann auch parallel zu einer Einzeltherapie erfolgen. Oft schrecken Familienangehörige vor einer Familientherapie zurück, weil sie damit assoziieren, sie seien selbst behandlungsbedürftig, krank oder gar an der bipolaren Störung des Patienten mit schuld. Solchen Einwänden kann begegnet werden, indem man die Angehörigen als »Kotherapeuten« aufwertet, deren gute Kenntnis des Patienten in der Therapie gebraucht wird, um ihm zu helfen.

Mit seiner systemischen Grundhaltung betrachtet der Therapeut das manische und depressive Verhalten ressourcenorientiert als Versuch, familiäre Probleme zu lösen und die Beziehungen zu festigen. Die zirkulären Prozesse im sozialen System der Familie und im psychischen System der Familienmitglieder, die zur Aufrechterhaltung der Symptomatik beitragen, werden thematisiert und damit gestört, sodass sie nicht mehr unbewusst ablaufen können.

Familien mit einem bipolaren Mitglied

Die Konfliktorganisation in den Familien folgt einer zweiwertigen Entweder-oder-Logik (vgl. Abschnitt 4.4). Es gibt klare Positionen und Regeln, und man weiß, was richtig oder falsch ist.

In den Therapiesitzungen werden die Bemühungen der Angehörigen deutlich, das bipolar diagnostizierte Familienmitglied in manischen Zuständen zu kontrollieren und danach vor weiteren manischen Entgleisungen zu schützen und zu schonen. In der depressiven Episode wird der Kranke unterstützt und umsorgt. Der Therapeut wird von den Angehörigen eingeladen, sich ihren Bemühungen anzuschließen. Der Patient zeigt sich meistens als Kranker, der für seine Symptome nichts kann und ihnen hilflos ausgeliefert ist.

In der Familientherapie steht die Erörterung der Funktion des Symptoms im sozialen System der Familie im Vordergrund. Die zirkulären Prozesse im sozialen System (vgl. Abschnitt 4.4), die zur Aufrechterhaltung der Symptomatik beitragen, werden durch die Konstruktion von Narrativen über die Symptome und deren Nutzen für die Familie gestört. Durch Umdeutungen können neue Wirklichkeitskonstruktionen angeboten werden, mit denen die Familie vielleicht besser leben kann als mit den bisherigen. Daraus können Verhaltensänderungen der Familienmitglieder und Veränderungen der Familienstruktur resultieren.

Bei der Familientherapie (vgl. zum Folgenden Retzer 2004) ist die Wahrung einer *Konstruktneutralität* die wichtigste Herausforderung für den Therapeuten. Gerade wenn die Familie ambivalenzfrei nur depressiv klagt oder alternativ hypomanisch alles leicht und locker sieht, sollte der Therapeut nicht dem Impuls nachgeben, genauso ambivalenzfrei depressiv oder locker mitzuschwingen. Stattdessen sollte er im Gespräch immer wieder die dissoziierte Seite des Konflikterlebens einführen. Konstruktneutral kann das Krankheitskonstrukt relativiert und das Verhalten der Familienmitglieder kontextualisiert werden. Depressives oder manisches Verhalten ist nicht einfach »Krankheit«, sondern erfolgt in einem sozialen Kontext, der im Gespräch eruiert werden kann.

Da der Therapeut (wie auch andere Außenstehende) die depressiven bzw. manischen Affekte nicht nachfühlen kann, besteht bei ihm die Gefahr einer *affektiven Infektion* (Retzer 2004). Diese kann in vier Formen auftreten: Bei depressiven Kommunikationsangeboten ist einerseits ein depressives Einschwingen mit Bestätigung der depressiven Wirklichkeitskonstruktion möglich, andererseits ein empathischer Hilfsaffekt (»Alles ist doch nicht so schlimm. Sie müssen Ihre depressive Schwarzseherei ändern!«). Bei manischen Kommunikationsangeboten wird der Therapeut eingeladen, alles locker zu sehen und diese Wirklichkeitskonstruktion zu teilen, oder aber er erlebt einen empathischen Kontrollaffekt (»Seien Sie doch vernünftig! Sie dürfen nicht unsinnig Geld ausgeben! Sie müssen in die Klinik.«). Bei jeder der genannten affektiven Infektionen hat der Therapeut die notwendige Neutralität verloren und beteiligt sich an der affektiven Bedeutungseinengung durch Wegdissoziieren störender Affekte. Der Therapeut sollte also sowohl harmonische Eindeutigkeit als auch eindeutige Konflikte vermeiden.

Um die in der Manie oder Depression erreichte Ambivalenzfreiheit aufzuweichen, sollte sich der Therapeut als Anwalt der Ambivalenz zwischen der jeweils vorherrschenden und der dissoziierten Seite verstehen. Sind mehrere Teammitglieder vorhanden, kann das zum Beispiel sehr effektiv durch ein Teamsplitting erreicht werden (s. o. Abschnitt 5.2.2).

Eine Synchronisierung der diachronen Zeitorganisation kann durch eine Flexibilität und schnelle Fokusverschiebung im Gespräch erreicht werden. Zum Beispiel kann beim Thema enger familiärer Bindungen das Ablösungsthema der Kinder erwähnt werden (»Welches Ihrer Kinder wird voraussichtlich als Erstes ausziehen?«), um dann wieder zum Bindungsthema zu wechseln (»Wie schaffen Sie es, eine so harmonische Beziehung zu pflegen?«) und dann erneut die Gegenseite zu erwähnen (»In Deutschland wird jede dritte Ehe geschieden«) usw.

So-tun-als-ob-Verschreibungen können das Denken in Krankheitskategorien und Eigenschaftszuschreibungen (»Michael ist Maniker«) auflösen (»Verhalten Sie sich ab und zu manisch, auch wenn Sie es nicht sind!«). Damit wird Uneindeutigkeit in der Bewertung des Verhaltens eingeführt: Es kann Folge einer Krankheit oder aber auch bewusstes Verhalten sein. Wenn zur Nähe-Distanz-Regelung in der

Familie regelmäßig unterschiedliche Personen die beiden Pole besetzen, kann durch eine Verhaltensaufgabe auch hier Uneindeutigkeit eingeführt werden (zum Vertreter der Nähe: »Verhalten Sie sich ab und zu, wenn Ihnen nicht danach ist, als ob Sie Nähe suchen würden!«; zum Vertreter der Distanz: »Verhalten Sie sich ab und zu, wenn Ihnen nicht danach ist, als ob Sie Distanz suchen würden!«). Dadurch wird das Nähe oder Distanz suchende Verhalten uneindeutig, es kann echt oder gespielt sein.

Beispiele für Paargespräche, die parallel zu einer systemischen Einzeltherapie stattfanden, finden sich oben (Frau L., Abschnitt 5.1.4, Frau N., Abschnitt 5.1.8).

5.4.9 Methoden bei chronifizierten Störungen

Man spricht in der Medizin von einer chronischen Störung, wenn sie lange andauert. Bei bipolaren Störungen ist dann das Muster eines stetigen Wechsels manischer, depressiver und symptomfreier Episoden so verfestigt, dass Patienten und ihre Familien ihr Leben darauf einstellen und diese Abfolge vorhersehen und erwarten.

Wenn der Ehemann immer im Herbst depressiv und immer im Frühjahr manisch geworden ist, wird in diesen Zeiten sein Verhalten übergenau beobachtet. Im Herbst bereiten minimale Befindensschwankungen Sorge und führen über den Depressionskreislauf (s. Abschnitt 4.1) zur depressiven Episode. Im Frühjahr gibt eine gute Stimmung Anlass, sich zum Ausgleich der vergangenen Depression völlig in einer manischen Aktivität gehen zu lassen.

Therapeutisch kann man diese Mechanismen eruieren und alternative Möglichkeiten des Umgangs mit Befindensschwankungen besprechen. Wenn der Lebenszyklus der Familie auf den stetigen Wechsel von manischen und depressiven Episoden eingestellt ist, kann man die Folgen eines Ausbleibens der nächsten Episode erfragen.

»Angenommen, Sie würden im nächsten Frühjahr keine manische Überaktivität zeigen, wie würde Ihre Familie reagieren? Wie würde das Familienleben weitergehen?«

Man kann die Möglichkeit von Psychotherapie oder Paar- bzw. Familientherapie ansprechen.

»Es ist gut, dass Sie durch die Medikamente eine Erleichterung bekommen. In manchen Fällen von Manie oder Depression kann zusätzlich eine Psychotherapie hilfreich sein. Beobachten Sie, ob es Hinweise gibt, dass bei Ihnen durch Gespräche Probleme gelöst werden könnten.«

6 Nebenwirkungen der klassischen Depressionstherapie aus systemisch-konstruktivistischer Sicht

Dass sich die Medizin der bipolar gestörten Menschen annahm und ein Krankheitskonzept entwickelte, stellte in der historischen Entwicklung einen wichtigen Fortschritt dar, weil den Betroffenen dann Unterstützung und Hilfe zukommen konnte. Aus einer systemisch-konstruktivistischen Metaposition kann man die klassische medikamentöse Therapie bipolarer Störungen aber nur als eine von verschiedenen Möglichkeiten des Umgangs mit manischem oder depressivem Verhalten einordnen und damit relativieren. Manische und depressive Symptome sind soziale Phänomene, werden aber in der klassischen Therapie mit Funktionsstörungen im biologischen oder psychischen System erklärt. Die konstruktivistische Sichtweise erweitert die theoretischen und methodischen Ansätze durch ein Hinterfragen des Krankheitsbegriffs und erkennt bei den klassischen Therapieformen »Nebenwirkungen« durch diese Einengung der Denkweise auf angenommene Defizite.

Eine wesentliche Nebenwirkung klassischer Therapien stellt das weitgehende Ausblenden zirkulärer Prozesse im sozialen System dar. Familien werden meistens zu wenig in die Therapie einbezogen oder nur als »gesunde« Angehörige gesehen, die den Patienten als Kranken unterstützen sollen. Das kann zu einer Zementierung der Krankenrolle beitragen. Familiäre Muster, die Rückfälle begünstigen, werden damit von der Therapie nicht berührt.

Die klassische Vorgehensweise mindert eine Veränderungshoffnung und -motivation durch das Denken in Defizitkategorien. Die Einengung des Denkens auf Krankheitskategorien kann eine bipolare Störung quasi zu einer dauerhaften »Eigenschaft« der Persönlichkeit werden lassen, die auch in symptomfreien Zeiten nur »remittiert« ist. Man sieht sich dann als behindert und schreibt es der »Depression« zu, wenn man sich mal nicht so gut fühlt, statt äußere Auslöser zu beachten. Glücksgefühle können nicht mehr genossen werden, sondern lösen als »Vorboten einer Manie« bei Patienten und Angehörigen Ängste aus. Wenn man sich Zusammenhänge zwischen der sozialen Situation, den eigenen Denk- und Verhaltensmustern und den Symptomen nicht vorstellen kann, wird man auch keine Anstrengungen unternehmen, in diesen Bereichen Lösungen für Probleme zu suchen.

Unser Gesundheits- und Sozialsystem belohnt symptomatische Verhaltensweisen. Weil weder der Betroffene noch das Umfeld für die »bipolare Störung« als verantwortlich gesehen werden, werden soziale Entlastungen und Behandlungen im Gesundheitswesen ermöglicht und finanziert. Die »bipolare Störung« bekommt die Funktion einer Eintrittskarte für regelmäßige unterstützende Arztgespräche, Selbsthilfegruppen, Frühberentung oder einen Behindertenausweis. Je schwerer die angenommene »bipolare Störung« eingestuft wird, desto höher fallen die Vergünstigungen für den Betroffenen und die finanziellen Leistungen für die behandelnden Institutionen aus. Erfolgreiche Behandlungen führen zu einem Entzug dieser sozialen Vergünstigungen für Betroffene und der Finanzen für professionelle Helfer. Ein hoher Krankheitsgewinn und ein hoher Preis für das Aussteigen aus der Krankheit können so die Motivation und die Unterstützung für eine Veränderung dämpfen. Eine schwindende Motivation, aktiv am Gesundwerden mitzuwirken, begünstigt schließlich eine Chronifizierung der Symptomatik.

7 Ausführliches systemisches Fallbeispiel

Das folgende Fallbeispiel zeigt eine junge Frau, die nach dem Suizid ihres Vaters den tief verankerten Gedanken in sich trug: »Alles ist elementar.« Sie lebte in einem Entweder-oder-Muster. Die psychiatrische Behandlung begann 2012, die Psychotherapie Anfang 2013. Im Verlauf von 21 Monaten wurden 16 Sitzungen durchgeführt. Das Genogramm ist in Abb. 11 dargestellt.

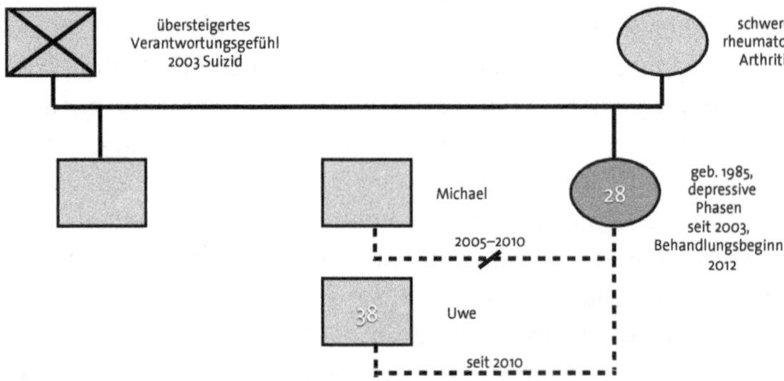

Abb. 11: Genogramm von Frau A.

Die 28-jährige Frau A. hatte seit einer Woche Ängste, depressive Verstimmungen und Appetitmangel. Sie kam mit dem Wunsch nach Medikamenten oder Psychotherapie in die psychiatrische Sprechstunde. Ihr Vater hatte sich vor neun Jahren ohne Vorankündigung und für alle unerwartet das Leben genommen. Danach hatte sie ihre erste depressive Phase und war drei Jahre lang in psychotherapeutischer Behandlung. Vor sechs Jahren war sie wegen einer zweiten depressiven Phase in stationärer Behandlung.

Von Frau Dr. F., meiner Praxiskollegin, wurde ein Antidepressivum verordnet, worunter sich ihr Zustand nach einigen Wochen besserte. Dann bekam sie Zweifel an ihrer Beziehung. Sie empfinde Gefühle für ihren Freund nur, wenn er anwesend sei; deshalb mache sie sich fertig und denke, sie liebe ihn nicht mehr. Sie habe immer versucht, Beziehungen perfekt zu gestalten, das könne sie jetzt nicht mehr. Ihre Stimmungslage blieb in der Folgezeit wechselhaft. Sie erwog einen ererbten niedrigen Serotoninspiegel und erwartete von einer Psychotherapie bei mir eine Einschätzung therapeutischer Möglichkeiten.

In der *ersten Therapiesitzung* erfragte ich ihre Erwartungen.

THERAPEUT »Was erwarten Sie von unserem heutigen oder von zukünftigen Gesprächen?«

PATIENTIN »Ich denke, dass ich mir einige Sachen falsch zusammengesponnen habe, und ich erhoffe mir, dass man mir einige Sachen im Gespräch deutlicher machen kann, oder Verhaltensfehler oder falsche Strickmuster. Ich denke ständig drüber nach. Und dass ich eine Erleichterung bekomme, dass ich wieder von allein funktioniere. Ich komme mir vor, als ob ich mich immer anstrengen muss, um zu funktionieren. Und ich erwarte, dass ich irgendwann ein normales Leben führen kann und normal funktioniere, wie ich es auch schon getan habe. Und dass nicht immer alles so existenziell ist. Bei mir ist immer alles gleich existenziell ... Ich möchte einen Mittelweg, bisher bin ich extrem. Und ich möchte klarer über mich Bescheid wissen: Was ist gesund und normal?«

Ihre Schilderung, bisher »extrem« zu sein, bezog sich auf ihre Stimmungslage, entweder es ging ihr extrem gut oder extrem schlecht. Es blieb offen, ob ihre gute Stimmungslage schon in der Vergangenheit manisch gehoben war.

THERAPEUT »Machen wir mal ein Gedankenspiel. Stellen Sie sich vor, wir würden Psychotherapie machen, und die Therapie würde – sagen wir mal – ein Jahr lang gehen und wäre nach einem Jahr mit optimalem Ergebnis abgeschlossen, so, wie Sie es sich wünschen.«

PATIENTIN »Ja, das wünsche ich mir.«

THERAPEUT »... und wir würden uns danach wiedertreffen, und ich würde Sie fragen: ›Was machen Sie jetzt anders?‹ Was würden Sie mir sagen?«

PATIENTIN »Ich denke, ich würde es nicht wissen.«

THERAPEUT »Versetzen Sie sich in die Zukunft. Was machen Sie jetzt anders?«

PATIENTIN »Damit es mir gut geht, was mache ich anders? Ich versuche, die Bremse vielleicht früher reinzuhauen, bevor es so weit kommt.«

THERAPEUT »Was für eine Bremse?«

PATIENTIN »Ich zerreiße mich innerlich, wenn ich Stress habe mit meinem Freund. Irgendwelche Situationen, irgendwelche Anspannung, wenn ich einen Film gucke. Das nimmt mich alles sehr mit. Oder Stress mit meinem Bruder oder den

Familienmitgliedern, die Krankheit von meiner Mutter und mein Vater. Wenn ich an solche Sachen denke und in einer Situation bin im Streit ...«

THERAPEUT »Das ist wieder Gegenwart. Denken Sie an die Zukunft. Was machen Sie dann anders?«

PATIENTIN »Ich zerreiße mich nicht mehr so.«

THERAPEUT »Sie ziehen früher die Bremse, haben Sie gesagt. Was heißt das konkret?«

PATIENTIN »Wenn ich merke, dass ich wieder in eine solche Bahn reinrutsche, dass ich dann ... bemerke, dass sich so etwas einschleicht, und dass ich dann irgendwie die Kurve kriegen kann und das, was ich erlernt habe, nutze.«

THERAPEUT »Was heißt das konkret gegenüber ... Mutter, Bruder? Was würden die merken von Ihrer Bremse?«

PATIENTIN »Was die bemerken würden? ... Ich wäre konsequenter.«

...

THERAPEUT »Machen wir ein zweites Gedankenspiel: Stellen Sie sich vor, die Therapie würde alles viel schlechter machen. Was wäre im schlimmstdenkbaren Fall in einem Jahr?«

Die Wirklichkeitskonstruktionen der Patientin über den besten und den schlimmsten Fall sollten Hinweise geben auf den Möglichkeitsraum, der im Verlauf der Therapie denkbar ist.

PATIENTIN »Dass ich so weit wäre, mich umzubringen, das wäre vielleicht das Schlimmste.«

...

THERAPEUT »Machen wir ein drittes Gedankenspiel: Stellen Sie sich vor, es gäbe keine Psychotherapie, weder hier noch sonst wo. Wie würde es dann weitergehen?«

Das war die Frage nach den Selbstheilungskräften.

PATIENTIN »Dann würde ich versuchen, zu Heilern zu gehen.«

...

THERAPEUT »Worauf führen Sie Ihr Problem zurück?«

Das war die Frage nach der Wirklichkeitskonstruktion über das vorliegende Problem.

PATIENTIN »Da habe ich schon konkretere Vorstellungen ... Ich führe es darauf zurück, dass erstens mal mein Vater ... sicherlich psychisch krank war.«

THERAPEUT »Was für eine psychische Krankheit hat er gehabt?«

PATIENTIN »Er ging nie zum Arzt. Ich sehe jetzt, wie ich drauf bin. Ich erinnere mich auch schlecht an meine Kindheit und Jugend. Soweit ich mich an ihn erinnere, wie er sich immer mehr zurückgezogen hat, war er von Haus aus ein sehr introvertierter Mensch. Ich denke, dass mein Vater – sein Vater ist sehr früh gestorben –, dass mein Vater den Tod von seinem Vater nie verkraftet hat und dass er ein sensibler Mensch war. Ich denke, dass er aus einem übersteigerten Verantwortungsbewusstsein heraus ..., meine Mutter war so krank und die beiden Kinder waren da ..., er konnte nicht weg. Er konnte aus der Situation nicht gehen und ein neues Leben anfangen, was ich ihm selbst geraten habe als Jugendliche oder fast noch als Kind. Er konnte nicht normal gehen. Ich habe ihm gesagt: ›Vater, such dir eine andere Frau! Du machst dich kaputt. Die Mama ist so krank.‹ Meine Mutter ist sehr oberflächlich nach meinem Empfinden ..., sehr egoistisch und sehr oberflächlich ..., so war sie immer ... Schon vor meiner Geburt hat sie Anzeichen von Rheuma gehabt und hat wegen ihrer Krankheit immer nach sich selber gucken müssen ... Und dann fange ich an, mein Netz zu spinnen, warum ich denke, dass ich so bin, wie ich heute bin ... Dadurch, dass in meiner Familie viele psychisch krank waren ... Ich habe mich im Internet umgeschaut, Serotonin und hin und her ... Ich denke, ich habe vererbt einen zu niedrigen Serotoninspiegel.«

...

PATIENTIN »Und ich denke, dass meine Eltern nie zusammengepasst haben. Ich weiß noch, ich bin mit meiner Mutter einmal, da war ich 14 oder 15, in Urlaub gegangen ..., da ist sie mal kurz nebenraus mit einem anderen ... Ich habe immer gewusst: Meine Eltern gehören nicht zusammen, die passen nicht zusammen. Ich habe auch das Gefühl in der Familie gehabt, dass da kein Zusammenhalt ist ... Das, denke ich, ist ein Grund. Und ich habe Angst, weil ich denke, dass mein Vater aus einem übersteigerten Verantwortungsbewusstsein heraus sich umgebracht hat ... Jetzt habe ich Angst davor, dass mir das Gleiche passiert ... Ich habe eine große Angst, mich in die Situation zu bringen, mit einem Mann zusammen zu sein, zu heiraten und ein Kind zu bekommen, und auf einmal merke ich: Das ist absolut falsch. Das wäre für mich eine Situation, aus der ich nicht mehr herauskönnte.«

...

Sie schilderte hier zwei Ideen zur Genese ihres Problems: einerseits ein vererbter niedriger Serotoninspiegel, andererseits ihre Angst, mit dem falschen Mann zusammen zu sein und irgendwann, wie früher ihr Vater, keinen Ausweg mehr zu sehen und in das gleiche Dilemma zu kommen, aus dem der Vater nur durch Suizid herauskam.

Um neben diesen negativen die positiven Dinge in ihrem Leben und ihre Ressourcen ins Blickfeld zu rücken, gab ich ihr die Hausaufgabe, auf einem Zettel zu notieren, was in ihrem Leben gut sei und sich durch die Therapie nicht verändern solle.

Dazu antwortete sie in der *zweiten Sitzung*: ihre Ehrlichkeit, Zuverlässigkeit und die Partnerschaft, aber eigentlich dürfe sich alles verändern, sie habe Angst. Das vorherrschende Thema dieser Sitzung war dann ihre Angst, den falschen Mann zu haben.

THERAPEUT »Wie gehen Sie mit dem Risiko um, dass es sich herausstellen könnte, dass Sie den falschen Mann haben?«

PATIENTIN »Wenn das in zehn Jahren herauskäme, könnte ich es nicht ertragen, allenfalls wenn es einen Grund gäbe, der für mich ein Grund wäre.«

THERAPEUT »Was für ein Grund wäre für Sie ein Grund?«

PATIENTIN »Wenn er mich schlecht behandeln würde.«

Ihre Moralverstellungen schienen denen des Vaters ähnlich zu sein: Man darf eine Beziehung nicht ohne Grund verlassen, und als Grund zählt eine schlechte Behandlung durch den Partner.

...

THERAPEUT »Wieso sind Sie gerade jetzt verwirrt und haben Zweifel?«

PATIENTIN »Das wundert mich auch. Das war auch beim Exfreund Michael so, das Verliebtsein war weg ... Bei meinem Freund Uwe hatte ich letztes Jahr Zweifel, ich fand ihn nicht mehr so schön, er war schon 38 Jahre alt und hat gesagt, er bräuchte keine Kinder. Ich will aber Kinder ... Ich habe Angst bekommen, wenn ich an ein eigenes Haus denke ... Aber ich verstehe nicht, wieso ich jetzt Angst habe, wieso die Frage Freund so elementar ist, das ist zu extrem ... Ich habe mir ein Buch über Chemie im Kopf gekauft.«

Hier lenkte Frau A. von ihrem elementaren Thema der Zweifel am Freund ab und brachte die schon in der ersten Sitzung erwähnte medizinische Erklärung ins Gespräch. Ich entwickelte die Hypothese, dass eine offene Auseinandersetzung mit dem Freund das Risiko einer Trennung mit sich bringen könnte und es deshalb möglicherweise für sie leichter wäre, dieses Thema mit dem Freund nicht zu klären, ihre Anspannung und Angst zu ertragen und sich innerlich in die Depression zurückzuziehen; eine biochemische Erklärung der Depression würde den Freund nicht vor den Kopf stoßen und das Trennungsrisiko verringern. Um meine Hypothese abzuklären, fragte ich dann nach den jeweiligen Konsequenzen der unterschiedlichen Sichtweisen.

THERAPEUT »Angenommen, Ihr Problem wäre nur die Chemie im Gehirn?«

PATIENTIN »Dann würde ich Tabletten nehmen.«

THERAPEUT »Es könnte aber auch sein, dass sich in der Therapie herausstellt, dass Ihre Zweifel an Ihrem Freund berechtigt sind und er nicht der Richtige ist. Wie würden Sie das ertragen?«

PATIENTIN »Dann wäre ich traurig.«

Hier zeigte sich ihre Ambivalenz. Einerseits wollte sie eine Therapie machen, andererseits könnte das Ergebnis sie belasten. Diese Belastung wäre dann sozusagen das Risiko einer Therapie.

THERAPEUT »Dann müssen Sie sich überlegen, ob Sie riskieren wollen, dass in der Therapie so etwas herauskommt. Vielleicht wäre es besser für Sie, das Problem auf die Chemie im Gehirn zurückzuführen.«

PATIENTIN »Es darf sich alles verändern. Ich will kämpfen und ein gutes Leben führen, das auch Probleme haben darf ..., wo ich entscheiden kann, was gut für mich ist. Wenn der Zustand so bleiben würde, wie er jetzt ist, könnte ich für nichts garantieren.«

THERAPEUT »Ich sehe in der Therapie ein großes Risiko, dass Dinge herauskommen, die Sie traurig machen. Deshalb gebe ich Ihnen heute keine Hausaufgabe, weil ich das Risiko sehe, dass Sie sich dann zu schnell verändern könnten und das vielleicht nicht ertragen würden. Befassen Sie sich bis zu unserer nächsten Sitzung mit den Risiken von Psychotherapie.«

Therapeutisch hat es sich bewährt, vor solchen Therapierisiken eher zu warnen. Das hat normalerweise den Effekt, dass der Patient sich intensiv damit auseinandersetzt und abwägt, ob er sich diesen Risiken aussetzen möchte. Meine Schlussintervention war auch paradox, weil sie den Auftrag der Patientin, sie zu verändern, mit einer Empfehlung zur Nichtveränderung beantwortete, implizit also die paradoxe Idee einer »Veränderung durch Nichtveränderung«.

Etwa zwei Monate später äußerte sie sich in der *dritten Sitzung* zu dieser Schlussintervention.

PATIENTIN »Gott sei Dank gut ... Letztes Mal bin ich mit einem ziemlich blöden Gefühl von hier weg, weil Sie mir gesagt haben, ich kriege keine Hausaufgabe und soll mir noch mal Gedanken machen über die Risiken für mich von einer Psychotherapie … Ich habe eigentlich gedacht, jetzt gehe es mir schlechter, aber irgendwie geht es mir seitdem besser … Was mich gefreut hat zu erkennen, ist, dass ich merke, dass Frau Dr. F. wie auch Sie auf mich achtgeben. Sie bohren nicht irgendwo rum, sondern Sie schauen, wie es mir geht und was man mir zumuten kann. Und wenn man es nicht zumuten kann, wartet man eben noch. Das ist eines. Ich habe dadurch auch gemerkt, dass ich nicht gewohnt bin, dass man so auf mich achtgibt. Das fand ich gut. Und seitdem: Ich weiß nicht, was passiert ist; ich merke, es geht mir meistens ganz gut.«

Nach dieser Rückmeldung der Patientin hatte die letzte Schlussintervention gut an ihre Wirklichkeitskonstruktion ankoppeln können, und sie hatte sich verstanden gefühlt.

…

Sie berichtete dann von einem Ereignis, dass sie ihrem Opa ein paar persönliche Gegenstände ins Heim gebracht hatte, was ihrer Tante missfiel.

Patientin »Und das war das erste Mal, dass ich mit meiner Tante auf Konfrontation gegangen bin, und es ging mir super. Ich merke, ich habe es zu der Zeit ausgesprochen, wo es richtig war. Ich habe nicht in alten Kamellen rumgebohrt, dass sie nicht da war, als mein Vater gestorben ist, sondern ich habe auf ihr jetziges Verhalten reagiert, und es ging mir gut danach. Solche Sachen passieren mir gerade. Ich merke, dass ich mich verändere und dass sich auch die anderen verändern mir gegenüber.«

Meine Hypothese war, dass meine letzte Warnung vor einer Veränderung zu einem intensiven Denkprozess über die damit verbundenen Risiken geführt hatte. Sie war dann wohl zu dem Ergebnis gekommen, Veränderung wagen zu können, blieb allerdings in einem Entweder-oder-Muster verhaftet und fiel in das andere Extrem einer hypomanischen Hyperaktivität. Das Thema »Vater« und die fehlende Unterstützung durch die Tante, die sie in ihrer Trauer nach seinem Tod gebraucht hätte, wurde nun von ihr zurückgestellt.

Im Gespräch wirkte sie unangemessen überschwänglich und schilderte mit ausgeprägtem Rededrang Seiten an sich, die sie nicht kenne, dass sie jemandem den Marsch blase und sage, was sie sagen wolle. Die Depression war verschwunden und ein Umschwenken in eine hypomanische Stimmungslage erkennbar: Sie wirkte inadäquat euphorisch und forsch und hatte alle ihre früheren Ängste völlig verdrängt.

Um die dissoziierte depressive Seite ins Gespräch zu bringen und damit Gleichzeitigkeit herzustellen, besprach ich mit ihr Möglichkeiten, wie sie sich wieder bremsen könne, wenn die Veränderung zu schnell erfolgen sollte, und wir erörterten die Vorteile der vergangenen Depression.

PATIENTIN »Der Vorteil ist auch: Ich habe gemerkt, ich kann mich auf andere verlassen, kann mich auf Ärzte verlassen.«

THERAPEUT »Von der Depression der Vorteil?«

PATIENTIN »Von der Depression der Vorteil. Frau Dr. F. ist ganz toll. Bei Ihnen habe ich gemerkt, Sie sind eine ziemliche Respektsperson ... Man gibt auf mich acht. Ich habe auch von meinem Freund her gemerkt, dass ... er mit der Situation richtig umgeht, sie nicht überbewertet ..., er hat sehr wohl gesehen, was abgegangen ist.«

In meiner Abschlussintervention betonte ich noch einmal die Vorteile von Depression und Rückzug: Ruhe zu bekommen und zu merken, auf wen man sich verlassen kann; dagegen lebte sie jetzt die Vorteile eines aktiveren Lebens. Ich konnotierte sowohl den früheren depressiven Rückzug als auch ihre jetzige hypomanische Überaktivität positiv. Zur Wiedereinführung des dissoziierten depressiven Pols empfahl ich ihr, auch in ihrer aktiven Phase sich täglich eine Viertelstunde so zu verhalten, als ob sie depressiv sei.

In dieser Sitzung zeigte sich, dass Frau A. in Extremen lebte und Grautöne nicht kannte. Die frühere Angst vor Trennung war ausgeblendet und weiterhin einem hypomanischen Höhenflug gewichen, in dem sie nun durch ihr konfrontatives Verhalten Beziehungen zur Tante oder anderen Menschen gefährdete. Um ihr einen Mittelweg zu eröffnen, brachte ich auch in dieser Sitzung die andere Seite der bipolaren Pole ins Gespräch, indem ich auf die Vorteile der Depression abhob und ihr depressive Verhaltensweisen in einer So-tun-als-ob-Aufgabe verschrieb.

In der *vierten Sitzung* war sie weiterhin inadäquat euphorisch und antriebsgesteigert und somit eindeutig hypomanisch. Sie redete viel und schnell, wechselte sprunghaft die Themen und zeigte sich enorm leistungsfähig.

PATIENTIN »Es ist faszinierend, welche Sichtweisen ich entwickelt habe ... Ich knüpfe wieder an das Leben vor dem Tod meines Vaters an, damals war ich ziemlich aufmüpfig und habe gesagt, was für mich richtig war.«

Sie habe versucht, meine letzte Aufgabe durchzuführen, habe sie aber nicht voll erfüllt, sondern nur depressive Gedanken hochkommen lassen. Wir sprachen die Auslöser ihres früheren depressiven Rückzugs durch. Vor der ersten Episode einige Monate nach dem Suizid des Vaters hatte sie ihren früheren Freund Michael angeschaut und plötzlich Ekel empfunden, sei darüber erschrocken und habe wie Feuer in ihrem Kopf gespürt, dann Angst, die Verbindung zu ihm zu verlieren. Die dritte und letzte Episode hatte vor einem Dreivierteljahr begonnen, nachdem ihr jetziger Freund Uwe sich zu einer Sportveranstaltung verabschiedet hatte. Jetzt habe sie Angst, dass sie ihren Freund Uwe wegen ihres Gefühls nicht mehr haben wolle.

Nach dem Sinn ihrer Depression befragt, meinte sie, die Depression habe sie davor bewahrt, mit ihrem früheren Freund Michael zusammenzubleiben, weil es eine schlechte Beziehung gewesen sei. Die Depression habe ihr auch gezeigt, dass sie allein sein könne, weil man in der Depression allein sei.

Das in dieser Sitzung von mir angestoßene Thema Depression sollte (wie auch schon in der dritten Sitzung) als Gegengewicht zu ihrer gelebten Hypomanie zu einem Mittelweg beitragen. Der Auslöser der besprochenen depressiven Episoden war wohl jeweils eine Gefährdung ihrer Beziehung. Der von der Patientin zugeschriebene Sinn war bei der ersten depressiven Episode eine von ihr positiv bewertete Trennung.

In der *fünften Sitzung* ging es ihr gut. Stimmungslage und Antrieb wirkten etwas ausgeglichener, aber sie spürte wieder die in der abgelaufenen hypomanischen Episode verdrängte und ausgeblendete Angst. Insbesondere klagte sie über eine Angst, dass etwas ihr die Kontrolle über sich selbst entreißen könnte. Sie erwog, mit ihrem Freund Uwe zusammen einen Bauplatz zu kaufen und Kinder zu bekommen. Sie habe durch die Therapie einen Weg gefunden zu lernen, wo sie die Bremse reinhauen müsse. Ich empfahl ihr, zu beobachten, was dazu führen könnte, dass es ihr nicht gut geht, und wo sie ggf. etwas ändern könnte.

Meine Interventionen hatten ihr offensichtlich schon Mittelwege zwischen den Extremen vermittelt.

Ein deutlicher hypomanischer Zustand mit Antriebssteigerung, Euphorie, Sprunghaftigkeit und gedanklichen Höhenflügen war wieder in der sechsten Sitzung zu beobachten. Sie fühlte sich überaus gut und gesund. Wir sprachen über die Vorteile ihrer früheren extremen Sichtweisen, ihres Zweifelns am Freund

und ihrer Depression. Sie meinte, sie sei durch die Depression immer sicherer, erwachsener und reifer geworden. Ich empfahl ihr im Sinne einer Symptomverschreibung, weiterhin ab und zu am Freund zu zweifeln und vorsorglich Depression zu üben.

Diese Aufgabe führte sie bis zur *siebten Sitzung* nicht aus.

PATIENTIN »Ich fühle mich fast zu gut, das ist Neuland, ich bin lustig, durchgehend gut trotz Streit im Geschäft und Erkrankung der Mutter ... Ich bekomme gesagt, dass ich zu aufgedreht sei ... Das gefällt mir so, meiner Umgebung gefällt das auch gut. Ich bin vorher lange auf Sparflamme gelaufen ... Ich bin jetzt über dem Normalniveau. 2004 bis 2012 (neun Jahre bzw. ein Jahr zurückliegend) war ich eher depressiv und habe wegen Michael viel geheult.«

Ihre Äußerungen und die Antriebssteigerung wurden von mir als – im Vergleich zur letzten Sitzung eher zunehmender – Zustand einer leichten Manie gedeutet. Sie fühlte sich darin wohl und hatte keinen Veränderungswunsch. Ihr zu Beginn der Therapie zentrales Thema, vielleicht den falschen Mann zu haben, blieb allerdings in der Manie genauso ausgeblendet wie in der früheren Depression.

Um Erklärungen für ihr Muster zu finden, fragte ich sie nach ihrer Herkunftsfamilie. Die Mutter sei lieblos. Der Vater sei dagegen liebevoll und auch introvertiert gewesen. Sie habe von den Eltern keinen Auftrag für ihr Leben und keine Grenzen gesetzt bekommen. Nur wenn sie etwas getan habe, sei sie für die Eltern ein guter Mensch gewesen. Die Nachbarin sei für sie die »Ersatzmutti« gewesen. Sie betonte noch einmal, dass sich der Vater suizidiert habe, weil er die falsche Frau geheiratet habe und weil er wegen seines Verantwortungsbewusstseins nicht von der kranken Frau und der Familie habe weggehen können. Sie selbst habe ihm geraten, zum Psychiater zu gehen und sich von ihrer Mutter zu trennen.

Offensichtlich identifizierte sie sich stark mit dem geliebten Vater und fürchtete deshalb, mit ihrem Freund in das gleiche Beziehungsdilemma zu geraten und das gleiche Schicksal zu erleiden, nämlich bei einer schlechten Beziehung nur den »elementaren« Ausweg in den Tod zu finden.

Nach der Reduktion des Antidepressivums Paroxetin durch Frau Dr. F. fühlte sie sich in der *achten Sitzung* nicht mehr so aufgedreht. Sie wirkte ruhiger, ihre Stimmungslage war adäquater. Sie könne jetzt die Dinge mehr akzeptieren als früher.

Ihr subjektives Problem war die Depression. Um an ihre Denkweise und Problemschilderung anzuknüpfen, griff ich mit meinen Interventionen auch immer wieder die Depression auf und nicht die Manie. Die abgelaufene leichte Manie wurde von mir als Flucht aus der Depression interpretiert, als Umschwenken in das andere Extrem der Überaktivität und demonstrierten Autonomie, wobei sie sowohl in der depressiven als auch in der manischen Episode das Grundproblem der Beziehungsklärung mit dem Freund nicht löste, sondern verdrängte.

Sie wolle, dass sich ihr guter Zustand festige, weil sie befürchte, eines Tages wieder in eine Depression zu kommen und die Kontrolle über sich zu verlieren. Ich griff diese Problemschilderung auf und stellte die Frage zur Rückfallprophylaxe:

THERAPEUT »Angenommen, Sie wollten wieder in eine Depression kommen: Was müssten Sie tun?«

PATIENTIN »Alles bis ins Detail durchdenken wollen, z. B. bezüglich des Freundes ..., von der negativen Seite her denken ..., mich in eine Spirale denken ..., wenn ich sage ›Ich bin depressiv‹, wenn ich aufwache und es aus irgendwelchen Gründen schlecht geht.«

Die Depression verhelfe zu Ruhe und zu einem Stopp. Ich empfahl ihr, täglich zehn Minuten lang an alle schlimmen Dinge zu denken, um ihre Gedanken ertragen zu lernen.

In dieser Sitzung wurde ihre Gedankenspirale deutlich. Sie ertrug negative Gedanken nicht und interpretierte sie als Vorboten einer Depression, um dann in einen Depressionskreislauf zu kommen und wirklich depressiv zu werden. Der Weg aus diesem Kreislauf ist das Ertragenlernen der nicht aktiv steuerbaren negativen Gedanken oder Gefühle.

In der *neunten Sitzung* ging es ihr gut. Sie wirkte ausgeglichen. Die letzte Aufgabe habe sie nur unregelmäßig gemacht. Mit dem Freund verstehe sie sich gut, er sei Mittelpunkt in ihrem Leben.

Weil Distanz schaffende Gedanken (den Freund nicht schön zu finden) schon zwei depressive Episoden ausgelöst hatten, führte ich das Thema Nähe-Distanz-Regelung ein.

Wir besprachen Möglichkeiten, wie sie zum Freund Nähe oder Distanz herstellen könne: Nähe durch die Bitte, in den Arm genommen zu werden; Distanz durch ungerechte Äußerungen gegenüber ihm. Sie suche nach dem »wirklich richtigen Ansatz«, um einer Depression vorzubeugen.

Therapeut: »Angenommen, Sie würden herauskriegen, dass es wirklich richtige Ansätze nicht gibt?«

PATIENTIN »Das wäre schade. Ich wäre dann traurig, würde aber meinen Weg trotzdem weitergehen ...«

THERAPEUT »Ist das die Frage nach der Wahrheit?«

PATIENTIN »Ja, nach dem Sinn des Lebens ...«

THERAPEUT »Überlegen Sie bis zu unserer nächsten Sitzung, was wäre, wenn es keine absolute Wahrheit gäbe.«

Deutlich wurde in dieser Sitzung der Wunsch der Patientin, durch einen »wirklich richtigen Ansatz« Kontrolle über ihre Gefühlszustände und einen Sinn in ihrem Leben zu finden, um so einer weiteren Depression vorbeugen zu können. Da solche Kontrollversuche zwangsläufig misslingen müssen und wegen des Misslingens erst recht in eine depressive Episode münden können, regte ich durch meine Fragen Überlegungen an, diese Kontrollversuche aufzugeben.

Bis zur *zehnten Sitzung* war ihr Befinden wechselhaft wegen des geplanten Grundstückskaufs mit dem Freund zusammen. Zur letzten Hausaufgabe meinte sie, sie würde sich eher erleichtert fühlen, wenn es das Hundertprozentige nicht gäbe. Wellen in ihrem Befinden seien normal. Die Therapie würde sie weiterbringen. Sie rede jetzt eher und mehr mit ihrem Freund und müsse ihre Ängste nicht mehr so verstecken. Sie wolle bald die Tabletten absetzen. Ab und zu habe sie noch Zweifel, ob sie den richtigen Mann habe. Der Auslöser für die Depression sei 2005 der Ekel vor Michael gewesen und 2012 die Angst davor, selbst ihren Freund Uwe nicht haben zu wollen.

THERAPEUT »Meine Vermutung wäre, dass Sie, wenn solche trennenden Gedanken kommen wie damals zwei Mal, dass Sie diese aufgrund Ihrer Kindheit nicht ertragen.«

PATIENTIN »Ja, das ist sehr gut möglich ..., das war es. Uwe und mein Exfreund sind die ersten zwei Beziehungen außer der Familie ... Das Verliebtsein ist weggegangen. Und da haben viele mir gesagt: Das ist normal, du bist verliebt ... und dann entscheidet es sich. Das hat mich so geschockt, dieses Loch immer, dass ich gedacht habe, jetzt ist wieder alles kaputt, jetzt ist Ende.«

THERAPEUT »Alles oder nichts. Ein trennender Gedanke, und alles ist kaputt.«

PATIENTIN »Ja, das ist immer elementar bei mir. Und das ist das, was mich immer so fertigmacht, weil es immer elementar ist.«

THERAPEUT »Ein trennender Gedanke ist bei Ihnen gleich eine Katastrophe.«

PATIENTIN »Ja.«

THERAPEUT »Alles oder nichts. Zwischendrin gibt es nichts.«

PATIENTIN »Ja, das ist ganz richtig.«

THERAPEUT »Was aufgrund Ihrer Biografie schon verständlich ist. Aber das ist nicht vom Himmel gefallen, meine ich.«

Patientin nickt, Tränen in den Augen.

THERAPEUT »Sie dürfen mir immer widersprechen. Es geht ja um Ihre Sichtweise und nicht um meine letztendlich. Aber das heißt ja wirklich oder könnte ja heißen, wenn Sie das ...«

Patientin weint.

THERAPEUT »War das schlimm?«

PATIENTIN »Irgendwie ist das schon schlimm, ja, oder halt traurig.«

THERAPEUT »Was war jetzt traurig?«

PATIENTIN »Ich weiß es nicht. Ja, dass halt alles so elementar ist ... Das ist auch erleichternd gewesen und für mich verständlich, aber auch schlimm. Also wie wir es gerade ausgeführt haben, das passt schon zusammen. Das ist einfach die Problematik, dass wenn es mir schlecht geht: Es gibt nur hopp oder top. Das ist das Schlimme, das macht alles kaputt.«

THERAPEUT »Was macht alles kaputt?«

PATIENTIN »Dass es nur Ja oder Nein gibt. Dass es nicht mal einfach so sein kann und da bleibt, nicht so elementar, wenn Gefühle dann kommen. Das ist das, was mir so wehtut, wenn es sich so elementar anfühlt. So ein Gedanke, und dann wird er sofort negativ interpretiert bei mir. Und das habe ich gerade so empfunden, als ob das ein Stück weit der Punkt ist ... Das geht mir nahe. Aber ich kann mir nicht erklären, was so etwas auslöst.«

THERAPEUT »Deshalb hatte ich schon mehrfach versucht, in Hausaufgaben oder sonst wie Mittelwege zu finden. Ich weiß nicht, wie weit das gelungen ist.«

PATIENTIN »Doch, doch.«

THERAPEUT »Wenn es nicht die absolute Wahrheit gibt, auch das ist ein Alles-oder-nichts. Dann kann man vielleicht auch trotzdem leben. Auch wenn es nicht der hundertprozentig richtige Freund ist, kann man ja trotzdem glücklich sein, das waren mehrfach unsere Themen.«

PATIENTIN »Ja, ja. Ich merke ja schon, dass es aus mir selber rauskommt. Ich möchte es gern als normal empfinden können ... Mein Vater hat sich aufgehängt, aus dem Nichts heraus.«

THERAPEUT »Es gibt für Sie noch etwas dazwischen, zwischen Glücklichsein und Selbstmord.«

In dieser Sitzung wurde deutlicher, wieso sie in ihrem Entweder-oder-Muster lebte. Der unerwartete Suizid des Vaters, den die Patientin auf sein Verantwortungsbewusstsein und auf die schlechte Beziehung der Eltern zurückführte, hatte die Beziehungsfrage zur elementaren Frage nach Leben oder Tod werden lassen. Sie befürchtete, bei einer schlechten Beziehung in das gleiche Muster zu verfallen. Deshalb hatte sie Zweifel an ihrer Beziehung zu Uwe nicht ertragen. Um eine Trennung zu vermeiden, hatte sie ihre Zweifel an Uwe nicht mit ihm geklärt, sondern sich depressiv zurückgezogen oder sie in einem manischen Höhenflug ignoriert.

In der *elften Sitzung* ging es ihr gut, sie fühlte sich viel sicherer und wieder aufmüpfig wie vor dem Tod des Vaters. Nachdem sie früher gedacht hatte, sie müsse auf den Bruder aufpassen, damit er sich nicht aufhängt wie der Vater, hatte sie sich jetzt wegen einer familiären Sache auf einen Streit mit ihm eingelassen.

THERAPEUT »Was ist bei Ihnen von unserem letzten Gespräch noch übrig geblieben?«

PATIENTIN »Dass ich habe weinen müssen. Es ist übrig geblieben, dass ich glaube, dass wir den Punkt gefunden haben. Ich musste weinen, weil ich mich verstanden fühlte und weil ich dachte, das ist sehr wahrscheinlich die Verbindung ... Wenn ein Gefühl von etwas Abstoßendem kommt, kommt dieses Elementare gleich wieder bei mir in die Gedanken. Wenn ich etwas unattraktiv finde oder irgendwas mich abstößt, dann ist es gleich ganz schlecht, ich habe keine Grauzonen, entweder supergut oder superschlecht. Dieses Gefühl mit dem Selbstmord meines Vaters ... Ich habe meinen Vater geliebt ... Es war ein Abschneiden, da gab es nichts dazwischen. Ein bisschen Selbstmord oder ein bisschen Tod gibt es halt nicht.«

THERAPEUT »Das war für Sie etwas Relevantes? Der Zusammenhang mit dem Tod des Vaters? Da gibt es keine Grautöne.«

PATIENTIN »Ja ..., ich möchte auch auf meinen Bruder zurückkommen ... Ich möchte das weiterführen: dass man jemanden lieben kann, auch wenn man ihm die Meinung sagt. Also dass man auch einen Mords-Streit haben kann, ohne dass alles scheiße ist. Ich merke es bei meinem Bruder. Ich merke, wie ich innerlich trotz allem dieses Gefühl von Liebe für ihn habe und dass es mir deshalb auch wehtut, aber dass ich auch einfach eine eigene Meinung habe ..., ich kann da nicht über meinen Schatten springen, ich finde ihn respektlos gegenüber unserer Mutter ...«

THERAPEUT »Das wäre der Grauton, was Sie jetzt gegenüber Ihrem Bruder machen?«

PATIENTIN »Ja. Auch gegenüber meinem Freund mache ich mal einen auf beleidigt oder fange Streit an, weil ich mich auch recht sicher fühle. Das ist fast schon ein Spielchen in einer Partnerschaft, dass man es eigentlich gar nicht so schlimm findet, aber sich wehren will und seine Meinung sagen will, vielleicht ein bisschen laut, aber innerlich schmunzelnd. Man will es gesagt haben mit Nachdruck, und dann ist es wieder gut.«

Weil es ihr gut ging, empfahl ich ihr, zu beobachten, was sie noch von mir brauche. Sie hatte jetzt schon ein Stück weit ihr Entweder-oder-Muster aufgeweicht und ein Sowohl-als-auch gefunden: Man kann sich lieben und trotzdem im Streit Distanz finden.

Ihr Befinden blieb bis zur *zwölften Sitzung* gut. Sie hatte einem Heiratsantrag des Freundes zugestimmt und nahm keine Medikamente mehr. Wir erörterten noch Möglichkeiten, wie sie mit einigen schwierigen Verwandten umgehen könnte.

Die *13. Sitzung* fand zwei Monate später statt. Ihr Befinden war weiterhin gut.

Weitere zwei Monate später kam Frau A. notfallmäßig zu Frau Dr. F. und berichtete, seit zwei Wochen habe sie Ängste im Zusammenhang mit dem Hausbau und der geplanten Heirat. Sie zweifle, ob dies richtige Entscheidungen seien, und habe Suizidgedanken, denen sie aber nicht nachgeben wolle. Die antidepressive Behandlung mit Paroxetin wurde wiederaufgenommen.

Kurz danach fand die notfallmäßig eingeschobene *14. Therapiesitzung* statt. Der Bauantrag sei jetzt genehmigt worden. Bei einem Wochenendausflug habe sie wieder Aversionen gegen ihren Freund und Angst bekommen. Mit Tabletten gehe es ihr nun schon wieder etwas besser.

Patientin: »Ich habe nach Gründen gesucht ... und denke, das ist eine Mischung aus Depression und einer Stoffwechselgeschichte. Frau Dr. F. hat auch gesagt, das wundere sie, dass es ohne erkennbare Gründe wieder so schlecht wurde.«

...

PATIENTIN »Ich bin total geschockt über mich selber. Ich habe meinem Freund noch gesagt, dass ich ihn heiraten will, und ich habe ... vor drei Jahren schon angefangen, nach Grundstücken zu schauen ...«

THERAPEUT »Was wird jetzt aus der Heirat?«

PATIENTIN »Ich habe zu ihm gesagt, dass ich, solange ich psychisch so drauf bin, ihn nicht heiraten werde.«

Sie schilderte dann noch, dass es früher beim Exfreund ähnlich war: Nach der Depression erfolgte die Trennung.

Meine Hypothese war, dass die näher rückende Heirat und die jetzt erfolgte Baugenehmigung für das gemeinsame Haus ihre Ängste vor einer lebenslangen Bindung wieder aktivierten. Sie reagierte mit ihrem früheren Muster, das Problem nicht anzusprechen, sondern durch Rückzug in die Depression zu lösen. Die Idee einer stoffwechselbedingten Depression erlaubte ihr diesen Rückzug, ohne eine Verantwortung übernehmen zu müssen für die Entscheidung, ob Zusammenbleiben oder Trennung.

THERAPEUT »Ich hatte gedacht, dass es jetzt Gründe in Ihrer Lebenssituation für die erneute Depression geben müsste. Deshalb habe ich Ihnen den heutigen Notfalltermin angeboten. Aber jetzt zweifle ich daran. Und zwar bin ich deshalb im Zweifel, weil das für Sie ja eine wesentliche Bedeutung hat, ob Depression oder nicht Depression. Ich bin mir im Moment nicht sicher, ob das gut für Sie ist. Es könnte ja sein, wir reden jetzt über verschiedene Gründe, und es kommt raus: Das ist keine Stoffwechselkrankheit, sondern das ist irgendwie anders erklärbar; und es kommt raus, dass Sie sich wirklich von Ihrem Freund trennen wollen oder nicht heiraten wollen oder nicht das Haus bauen wollen ..., und Sie brauchen eine Depression. Ich bin mir im Moment nicht sicher, ob Sie so etwas verkraften würden, wenn so etwas herauskäme ... Dann hätten Sie ja auch die Verantwortung für die ganze Geschichte. Wenn es heißt: ›Ich fühle mich schlecht, weil – dem Freund gegenüber – ich mit dir nicht auskomme.‹ Wenn Sie so etwas sagen würden, oder ... ›Weil du der Falsche für mich bist‹ ..., dann haben Sie natürlich viel mehr Verantwortung für die Geschichte, als wenn Sie sagen: ›Ich habe eine Depression, und wegen der Depression kann ich dich nicht heiraten, weil das eine angeborene oder vom Himmel gefallene Stoffwechselkrankheit ist.‹«

Durch diese von mir formulierte Hypothese führte ich unter Wahrung einer Konstruktneutralität die alternative Möglichkeit ein, dass sie auch eine Klärung mit dem Freund über die für sie stimmige Nähe oder Distanz anstreben könnte. Das Inzweifelziehen der Therapie mit der Idee, dass auch Nichtveränderung (also: Depression ist eine Stoffwechselstörung) eine Lösung sein könnte, war insofern paradox, als sie ja eine Lösung durch die Therapie suchte.

Patientin *(nickte zustimmend)* »Das habe ich mir auch schon überlegt, ja.«

Therapeut »Ich bin mir nicht sicher, ob das gut ist, wenn Sie dafür die Verantwortung übernehmen, ob es nicht besser ist zu sagen: ›Ich habe eine Stoffwechselkrankheit, die kam einfach so über mich‹, und ob das nicht der einfachere Weg ist, sich zu trennen ... Und das ist auch die Gefahr ..., wenn wir drüber sprechen, dass vielleicht wirklich gute Gründe rauskommen.«

Patientin *(nickt)* »Mhm.«

Therapeut »Ich bin mir nicht sicher, ob das ein guter Weg für Sie ist. Ob es nicht besser wäre, das offenzulassen und zu sagen: ›Die Stoffwechselkrankheit kam halt so, und so kann ich dich nicht heiraten.‹ Verstehen Sie, wie ich meine?«

Patientin *(wirkt verblüfft)* »Jajaja, ich verstehe schon.«

Therapeut »Und deshalb bin ich mir nicht sicher, ob es gut ist, Ihnen dieses Gespräch hier angeboten zu haben, weil da könnte ja so etwas rauskommen.«

Patientin »Mhm.«

Therapeut »Und nachher haben Sie die Verantwortung, und dann ist alles viel schlechter.«

...

Patientin »Ich kann Uwe nicht versprechen, dass ich dauernd mit ihm zusammen sein will, meine Ängste sind zu groß.«

Therapeut »Eigentlich müsste man sagen: ›Seien Sie froh, dass die Depression endlich gekommen ist, um Sie zu bremsen.‹«

Hier vermischte ich die Konstrukte »biologisch bedingte« bzw. »in der Lebenssituation sinngebende Depression« im Sinne eines Sowohl-als-auch.

Patientin *(nickt zustimmend)* »Mhm.«

Therapeut »Ob es sinnvoll ist, eine solche Meinung zu vertreten, auch dem Freund gegenüber, weiß ich nicht. Wer weiß, wie er reagiert.«

PATIENTIN »Was für eine Meinung zu vertreten?«

THERAPEUT »Dass die Depression Ihnen möglicherweise geholfen hat, so wie damals auch schon, von einem Freund wegzukommen.«

Patientin *(lacht)* »Aber …«

THERAPEUT »Dass Sie da vielleicht zu wenig vorsichtig sind.«

PATIENTIN »Wie zu wenig vorsichtig?«

THERAPEUT »Was enge Bindungen betrifft.«

PATIENTIN »Aber was kann daran schlecht sein?«

THERAPEUT »Schlecht ist nichts, aber ein Risiko ist da. Weder das eine noch das andere ist schlecht. Es gibt ja wirklich solche Risiken im Leben …«

PATIENTIN »Ja, aber andere packen das doch auch, also auch Probleme oder wenn es mal nicht so gut ist.«

THERAPEUT »Natürlich, klar. Ein Drittel der Ehen trennt sich wieder … Klar kann man das machen. Man kann auch sagen, man heiratet für ein Jahr und überlegt in einem Jahr, ob man sich wieder scheiden lässt.«

…

PATIENTIN »Ich wollte eigentlich Kinder und mich meinen Ängsten stellen … Ich hätte gerne eine Idee, wie ich rausfinden kann, was mein Problem ist.«

THERAPEUT »Ich würde Ihnen folgenden Vorschlag machen auf Ihre letzte Frage, wie Sie herausfinden können, was Ihr Problem ist. Ich weiß nicht, ob das, was ich heute gesagt habe oder was heute hier Thema war, die wesentlichen Dinge waren. Aber angenommen, die wären es, … könnten Sie Folgendes machen: Es steht ja zur Disposition, ob entweder Stoffwechselkrankheit, die einfach so kommt, wo Sie sagen – ich sage es jetzt mal flapsig: ›Ich habe eine erblich bedingte Macke und bin nicht in der Lage zu heiraten und tue es deshalb nicht, weil es erblich ist und der Stoffwechsel nicht änderbar ist oder zumindest nicht direkt änderbar.‹ Das war doch gerade Ihre Idee …«

Patientin nickt.

THERAPEUT »Die andere Idee war ja die, dass die Depression einen Sinn hat – das war meine Interpretation gerade – und Sie davor bewahrt, leichtsinnig zu sein, und Sie rechtzeitig von Ihrem Höhenflug runterholt, bevor Sie sich in größere Risiken reinbegeben, wo Sie nachher möglicherweise nicht mehr die Kontrolle haben. Das ist sicher in dieser Polarität überzeichnet … Da Sie es aber nicht wissen und ich es auch nicht weiß, was jetzt eher infrage kommt, könnten Sie mal

Folgendes tun: dass Sie an den geraden Tagen im Monat so leben, als ob es eine Stoffwechselstörung wäre, die einfach über Sie kommt und nicht beeinflussbar ist außer durch Medikamente ...«

Patientin *(zweifelnd)* »Mhm ... Ist das dumm? Gibt es das gar nicht?«

THERAPEUT »Doch, das gibt es schon. Ich weiß auch nicht, wie es bei Ihnen ist. Aber es hat ja Konsequenzen für die Zukunft, denke ich, ob Sie sagen: ›Ich habe eine Stoffwechselkrankheit und muss mein Leben drauf einrichten, dass ich, bis ich im Alter von 80 sterbe, eine Stoffwechselkrankheit habe.‹ Das hat eine Konsequenz.«

Patientin nickt.

THERAPEUT »Andersrum hat es auch eine Konsequenz, wenn Sie sagen: ›Meine Depression oder mein schlechtes oder auch gutes Befinden hat einen Grund in meiner Lebenssituation und ich kann das zum Beispiel als Warnsignal nehmen.‹ Auch das hat eine Konsequenz, wenn Sie Ihr Leben so einrichten.«

Patientin nickt.

THERAPEUT »... Meine Idee wäre, dass Sie an den geraden Tagen vom Monat mal so leben, als ob es eine Stoffwechselstörung wäre, an ungeraden Tagen vom Monat so, als ob es einen Sinn hätte in der Lebenssituation ... Beobachten Sie Unterschiede zwischen den Tagen, aber treffen Sie vorerst keine Entscheidung.«

In dieser Sitzung stand die therapeutische Konstruktneutralität im Vordergrund und damit die Frage, ob das Konstrukt einer biologisch bedingten Depression oder das Konstrukt einer in der derzeitigen Lebenssituation verstehbaren und beeinflussbaren Depression für die Patientin nützlicher sein könnte.

Fünf Wochen später fand die *15. Sitzung* statt.

THERAPEUT »Was ist von unserer letzten Sitzung bei Ihnen noch übrig?«

PATIENTIN »Die Hausaufgabe, und dass ich völlig verwirrt war, weil Sie gesagt haben: ›Oh, ich weiß jetzt auch nicht, ob ich Ihnen das zumuten darf.‹ ... Mir würde es vielleicht zu schlecht gehen ... Ich war auch sehr verwirrt, das gebe ich zu. Dann bin ich rausgegangen, und mir ging es eigentlich schlecht. Komischerweise ging es mir zwei Stunden danach extrem gut, obwohl ich eigentlich fast noch zerrütteter war als davor, aber irgendwie ...«

THERAPEUT »Wie erklären Sie sich das?«

PATIENTIN »Das kann ich mir nicht erklären. Ja, weil Sie mich irgendwie aggressiv gemacht haben, also wirklich sauer ...«

THERAPEUT »Womit habe ich Sie sauer gemacht?«

PATIENTIN »Weil Sie mich drauf gestoßen haben, nach dem Motto: ›Wäre es Ihnen lieb, wenn es eine Stoffwechselstörung wäre?‹ Also nach dem Motto: Ich will das jetzt unbedingt glauben, weil es mir etwas helfen würde, eine Stoffwechselerkrankung zu haben. Ich habe mir überlegt: Da ist vielleicht schon etwas dran.«

THERAPEUT »Wo dran?«

PATIENTIN »Dass es mir lieber wäre, ohne nachzudenken, eine Stoffwechselerkrankung zu haben. Aber es hilft mir auch nicht wirklich weiter ... Sie haben mir auch die Hausaufgabe gestellt, an allen geraden Tagen so zu tun, als hätte ich eine Depression, und an ungeraden Tagen so zu tun, als hätte ich eine Stoffwechselerkrankung. Ich habe es auch ein bisschen, aber nicht ganz so durchgezogen, da ich sehr impulsiv bin. Ich habe versucht, es mir an ein paar Tagen so vorzustellen, habe auch nicht immer gewusst, ob es die geraden oder ungeraden Tage sein sollen.«

Damit gab Frau A. die zweifelsohne vorhandene Nützlichkeit des biologischen Krankheitskonstrukts zu.

THERAPEUT »Das ist auch unwichtig, ob so oder so ...«

PATIENTIN »Ich habe gemerkt, der einzige Unterschied ist die Frage: Warum ist das jetzt so da?«

...

THERAPEUT »Sie haben letztes Mal gesagt, Sie wollen nicht heiraten.«

PATIENTIN »Ja. Ich habe mit meinem Freund gesprochen und ihm ganz klar gesagt, dass ich noch zu arg Angst habe zu heiraten, weil ich das noch zu sehr in Verbindung bringe mit meinen Eltern. Weil mein Vater durch die Heirat das Versprechen gegeben hat, so wie ich mir das ausgemalt habe: dass er ›bis dass der Tod uns scheidet‹, mit der Mutter zusammenbleibt. Und dass die Verantwortung dann so viel wurde, dass er sich das Leben genommen hat ... Dann habe ich gesagt: ›Uwe, wenn das mein großes Problem ist an der Sache, dann heirate ich erst mal nicht.‹ ... Uwe ist das nicht so wichtig.«

Damit hatte sie einen Mittelweg zwischen den Extremen gefunden, mit dem sie und ihr Freund gut leben konnten, und die Beziehung erhalten.

...

Ich fragte noch zur Rückfallprophylaxe, was passiert wäre, wenn die letzte depressive Krise ausgeblieben wäre: Dann wäre sie sich bezüglich der Heirat sicherer gewesen.

THERAPEUT »Ich glaube, Sie können froh sein, dass die Stoffwechselstörung einspringt, wenn Sie im Begriff sind, zu viel Verantwortung auf sich zu nehmen, in diesem Fall durch Heirat. So würde ich es interpretieren.«

PATIENTIN »Ich denke schon, dass es viel mit Verantwortung zu tun hat.«

THERAPEUT »Das ist Ihre Veränderung: zuerst der Entschluss zu heiraten und jetzt zu sagen: ›Wir bleiben zusammen ohne Heirat.‹ Das ist ein wesentlicher Unterschied.«

PATIENTIN »Vorerst mal. Ich habe es noch nicht aus der Welt geschafft.«

THERAPEUT »Aber wenn Sie es mit Ihren Eltern vergleichen, ist es doch ein wesentlicher Unterschied.«

PATIENTIN »Ja. Das ist richtig. Ich gleiche mich nicht zu sehr dem an, was meine Eltern gemacht haben.«

THERAPEUT »Ich würde den Schluss daraus ziehen: Dass Sie zukünftig gut aufpassen, wann die Stoffwechselstörung Sie wieder warnt, etwas zu tun.«

Auch hier wieder meine Vermischung der Konstrukte im Sinne eines Sowohl-als-auch. Bei Frau A. hatte sich eine grundlegende Veränderung eingestellt. Sie hatte ein anderes Beziehungsmodell als ihre Eltern gefunden, das ihre Ängste vor einer Fehlentscheidung reduzierte. Sie stand nun nicht mehr vor der elementaren Entscheidung wie früher ihr Vater, die Leben oder Tod bedeuten könnte.

Drei Monate später fand die *16. Sitzung* statt. Es gehe ihr gut, und sie habe Paroxetin wieder abgesetzt, obwohl ihr bewusst sei, dass auch eine Depression wiederkommen könne. Sie wolle demnächst Kinder bekommen. Durch die vergangene Depression habe sie einen Entwicklungsschub bekommen.

THERAPEUT »Machen wir mal einen Rückblick ... Was war in der Therapie gut, was war hilfreich, was war schädlich?«

PATIENTIN »... Ich bin nicht jemand, der gern hierherkommt – ich möchte die Hilfe in Anspruch nehmen, aber ich merke dann: Jetzt werde ich wieder konfrontiert. Obwohl ich mich eigentlich immer mit dem Thema beschäftige, aber Sie konfrontieren mich doch anders damit, auch wenn Sie nicht so viel dazu sagen. Was mich gewundert hat, ist ..., wenn Sie mich ... konfrontiert haben und ich mich irgendwie angegriffen gefühlt habe, dass ich dann eigentlich gedacht habe:

›Scheiße, jetzt geht es mir danach bestimmt schlechter.‹ Gerade wenn ich über solche Sachen nachgedacht habe wie das Thema: Ist mein Uwe der Falsche? Oder meine Zukunft? Mache ich das Richtige, mich so festzulegen? Oder habe ich den richtigen Mann? Eigentlich läuft es bei mir immer um dieses Thema. Dann habe ich immer gedacht: ›Wenn Sie mit mir fertig sind, gehe ich raus und bin schlecht drauf und würde am liebsten gegen den nächsten Baum fahren.‹ Aber ganz im Gegenteil ... Ich war schon kurzzeitig traurig und angestichelt, aber das hat mir immer nicht schlecht getan ... Vielleicht ist es eine Trotzreaktion. Jetzt erst recht. Ich weiß es nicht. Es hat mir manchmal nicht schlecht getan und oft gutgetan.«

Den drei Monate später anberaumten Kontrolltermin sagte sie telefonisch kurz davor ab. Es gehe ihr gut, und sie sei zuversichtlich. Sie sage den Termin ab, weil sie meine Zeit nicht in Anspruch nehmen wolle. Seit einigen Monaten nehme sie keine Medikamente mehr und sei mit dem Freund zusammen in das neue Haus umgezogen. Zum Bruder habe sie den Kontakt komplett abgebrochen.

Zusammenfassung: Nach der Wirklichkeitskonstruktion von Frau A. hatte sich der Vater aus übersteigertem Verantwortungsbewusstsein heraus trotz dauerndem Streit nicht von der kranken Mutter getrennt und schließlich nur im Suizid eine Lösung gefunden. Entscheidungen für oder gegen eine Beziehung wurden dann zu elementaren Entscheidungen über Leben und Tod. Es gibt nur ein Entweder-oder und keine Grautöne. In einer depressiven Krise trennte sich Frau A. vom ersten Freund, um keine Fehlentscheidung für eine möglicherweise schlechte Beziehung zu treffen, sich später nicht mehr lösen zu können und das gleiche Schicksal wie der Vater zu erleiden. Als die Beziehung zum jetzigen Freund enger wurde, kamen wieder dieselben Ängste auf und führten zu trennenden Gedanken mit Zweifeln an der Beziehung. Um ihren Freund nicht zu verlieren, setzte sie sich nicht mit ihm über ihre Zweifel auseinander, sondern zog sich in einer erneuten depressiven Krise zurück. Die sozial akzeptierte biologische Erklärung der Depression verhalf ihr dann zu einem Zusammenbleiben ohne offene Auseinandersetzung mit dem Freund.

In der Therapie wurde dieses Muster in hypothetischen Fragen thematisiert, verbunden mit einer paradoxen Warnung vor Veränderung und Beziehungsklärung. Diese Warnung führte zu einem Weiterdenken über die Risiken, die dann doch nicht so schlimm erschienen, und zur ersten Beziehungsklärung mit der Tante.

In dem weiterhin vorhandenen Entweder-oder-Muster ging Frau A. in das andere Extrem, blendete ihre Ängste in einer inadäquaten Euphorie völlig aus, konfrontierte ihre Mitmenschen in einer übermäßigen Aktivität, löste aber die Unsicherheit in ihrer Beziehung mit dem Freund nicht. Diese Flucht aus der Depression imponierte als anfangs hypomanische, dann leichte manische Episode. Um einem Sowohl-als-auch näher zu kommen, führte ich im Gespräch und in Hausaufgaben die andere Seite der Polarität ein, die Depression.

Nach Abklingen der Manie wurde in der *10. Sitzung* deutlicher, dass trennende oder Distanz schaffende Gedanken, wie sie in jeder Beziehung ganz normal vorkommen, bei Frau A. mit der katastrophal endenden Beziehung der Eltern assoziiert und deshalb in der Depression und auch in der Manie ausgeblendet und nicht geklärt wurden. Die Möglichkeiten eines Sowohl-als-auch wurden in der Therapie erörtert, und sie wagte mehr Offenheit in ihren Beziehungen.

Als Heirat und Hausbau näher rückten, reagierte Frau A. plötzlich wieder mit ihrem alten Muster, bei trennenden Gedanken sich depressiv zurückzuziehen und ein biologisches Erklärungsmodell statt der Beziehungsklärung anzuführen. Die in der *13. Sitzung* durchgeführte Abwägung der Vorteile des Krankheitskonstrukts im Vergleich zur Annahme eines lösbaren Problems führte zu einer starken Verstörung der bisherigen Wirklichkeitskonstruktion von Frau A. Danach ging es ihr schlagartig gut, und sie fand ein Sowohl-als-auch, indem sie mit dem Freund ohne Heirat in das neue Haus einzog.

8 Evaluation

Systemische Therapie ist ein effektives Therapieverfahren, das mit einer geringen Sitzungszahl, verteilt über einen längeren Zeitraum, als Einzel-, Paar- oder Familientherapie erfolgen kann. Die Wirksamkeit der systemischen Therapie ist gut belegt (v. Sydow et al. 2007, 2010).

Müller (2015) veröffentlichte eine Metaanalyse von 34 randomisierten, kontrollierten Studien über systemische Therapie Erwachsener mit unterschiedlichen Diagnosen aus dem Zeitraum von 1975 bis 2013. Beim Vergleich zwischen systemischer Therapie und einer unbehandelten oder Placebo-Kontrollgruppe fand sie eine signifikante mittlere Gesamteffektstärke von $g = 0{,}64$ ($p < 0{,}00$) und zum Follow-up-Zeitpunkt eine ebenfalls signifikante mittlere Gesamteffektstärke von $g = 0{,}53$ ($p < 0{,}02$). Bei der Subanalyse der einzelnen Störungen ergab sich bei affektiven Störungen (drei Studien) zum Post-Zeitpunkt eine Effektstärke von $G = 0{,}37$ ($p < 0{,}01$).

Pinquart, Oslejsek a. Teuber (2014) ermittelten in ihrer Metaanalyse eine Effektstärke für systemische Therapie (alle Diagnosen) von 0,51 und zum Follow-up-Zeitpunkt 0,55. Für affektive Störungen fanden sie eine Effektstärke von 0,38, zum Follow-up-Zeitpunkt 0,49.

Beim Vergleich mit anderen Therapieverfahren wird für (kognitive) Verhaltenstherapie eine globale Effektstärke von $d = 0{,}67$ angegeben, für psychodynamische Kurzzeittherapie eine mittlere Effektstärke von $d = 1{,}17$ zum Posttest und $d = 0{,}96$ zum Follow-up-Zeitpunkt (ca. 13. Monate nach Therapieende) (Müller 2015).

Speziell zur systemischen Therapie bipolarer Störungen existieren allerdings nur wenige Untersuchungen. Daten zu Effektstärken liegen mir nicht vor.

Retzer (1994) untersuchte 20 Patienten mit der Diagnose einer manisch-depressiven Störung drei Jahre nach Beendigung einer systemischen Familientherapie. Die Rückfallrate wurde definiert als Quotient aus der Anzahl der stationären Aufnahmen und dem jeweiligen Beobachtungszeitraum. Nach der Familientherapie reduzierten sich die Rückfallraten bei manisch-depressiven Störungen um 67,47 % (signifikant mit $p < 0,05$) im Vergleich zur Zeit vor der Therapie. Eine weitgehende Auflösung des Krankheitskonzepts während oder nach der Familientherapie ging mit deutlich besseren Katamneseergebnissen einher.

Miller et al. (2004) untersuchten 92 Patienten mit der Diagnose einer Bipolar-I-Störung. Die Patienten wurden randomisiert einer Gruppe mit McMasters-Familientherapie plus Pharmakotherapie, einer Mehrfamilien-Psychoedukationsgruppe plus Medikamentengabe oder einer Gruppe mit Pharmakotherapie allein zugeordnet. Die Anzahl der Patienten, die eine »Recovery« erreichten, wie auch die Zeitdauer bis zur »Recovery« unterschieden sich in den Gruppen nicht signifikant.

Es besteht ein dringender weiterer Forschungsbedarf zur systemischen Einzel- und Familientherapie bipolarer Störungen.

Ergänzendes Online-Material

In der systemischen Therapie werden problematische Muster im psychischen und sozialen System der Klienten verstört und neue Sichtweisen angeboten, um bessere Lösungen für die Lebensgestaltung zu ermöglichen. Solche Muster wiederholen sich nicht nur im Alltag, sondern auch in der therapeutischen Situation. Spezifische Methoden und Interventionen haben sich bei bestimmten Mustern und Problemlagen als besonders hilfreich erwiesen.

Unter der Internetadresse

http://www.carl-auer.de/machbar/bipolare_stoerungen

stehen Therapiekarten zum Download bereit, die systematisch und kompakt die im Buch vorgestellten Vorgehensweisen zusammenstellen. Sie sollen dem Therapeuten und Berater einen Leitfaden für konkrete Situationen geben, die im Verlauf einer Therapie auftreten. Natürlich kann eine Therapie nicht auf die Aneinanderreihung solcher Interventionen reduziert werden. Wie im Text des Buches ausführlich beschrieben, spielen Kontexte, Emotionen und vieles andere eine wichtige Rolle.

Literatur

Anderson, H. u. H. A. Goolishian (1990): Menschliche Systeme als sprachliche Systeme. Familiendynamik 15: 212–243.

Bateson, G. (1969a): Double bind. In: G. Bateson (1981): Ökologie des Geistes. Frankfurt/M. (Suhrkamp), S. 353-361.

Bateson, G. (1969b): Krankheiten der Erkenntnistheorie. In: G. Bateson (1981): Ökologie des Geistes. Frankfurt/M. (Suhrkamp), S. 614–626.

Beck, A. T. (1986): Kognitive Therapie der Depression. München, Weinheim (Psychologie Verlags Union). 2. Aufl.

Binswanger, L. (1933): Über Ideenflucht. In: M. Herzog (Hrsg.) (1992): Ausgewählte Werke, Bd. 1. Formen mißglückten Daseins. Heidelberg (Asanger), S. 1–232.

Binswanger, L. (1956): Drei Formen mißglückten Daseins. In: M. Herzog (Hrsg.) (1992): Ausgewählte Werke, Bd. 1: Formen mißglückten Daseins. Heidelberg (Asanger), S. 233–418.

Bock, T. (2004): Bipolare Patienten, ihre Angehörigen und Therapeuten. Psychoneuro 30: 559-562.

Bock, T. u. A. Koesler (2004): Bipolarität – anthropologisches Verständnis und therapeutische Konsequenzen. In: T. Bock, K. Dörner u. D. Naber (Hrsg.): Anstöße. Zu einer anthropologischen Psychiatrie. Bonn (Psychiatrie). 3. Aufl. 2008, S. 219–229.

Bruner, J. (1997): Sinn, Kultur und Ich-Identität. Zur Kulturpsychologie des Sinns. Heidelberg (Carl-Auer).

Cecchin, G., G. Lane u. W. A. Ray (1993): Respektlosigkeit: eine Überlebensstrategie für Therapeuten. Heidelberg (Carl-Auer), 5. Aufl. 2010.

Dansak, D. (1973): On the tertiary gain of illness. Comprehensive Psychiatry 14 (6): 523–534.

de Shazer, S. (1988): Der Dreh. Überraschende Wendungen und Lösungen in der Kurzzeittherapie. Heidelberg (Carl-Auer), 13. Aufl. 2015.

de Shazer, S. (1991): Das Spiel mit Unterschieden. Wie therapeutische Lösungen lösen. Heidelberg (Carl-Auer), 6. Aufl. 2009.

Dilling, H., W. Mombour u. M. H. Schmidt (Hrsg.) (1993): Internationale Klassifikation psychischer Störungen. ICD-10 Kapitel V (F). Klinisch-diagnostische Leitlinien. Bern/Göttingen/Toronto (Huber). 2. Aufl.

Falkai, P. u. H.-U. Wittchen (Hrsg.) (2015): Diagnostisches und statistisches Manual psychischer Störungen DSM-5. Göttingen/Bern/Wien/Paris/Oxford/Prag/Toronto/Boston/Amsterdam/Kopenhagen/Stockholm/Florenz/Helsinki (Hogrefe).

Foerster, H. von (1999): Sicht und Einsicht: Versuche zu einer operativen Erkenntnistheorie. Heidelberg (Carl-Auer).

Freud, S. (1915): Trauer und Melancholie. In: S. Freud (1975): Psychologie des Unbewussten. Studienausgabe, Bd. III: Conditio Humana. Fischer (Frankfurt/M.),

Glasersfeld, E. von (1997): Wege des Wissens. Konstruktivistische Erkundungen durch unser Denken. Heidelberg (Carl-Auer), 3. Aufl. 2016.

Goolishian, H. A. u. H. Anderson (1997): Menschliche Systeme. In: L. Reiter, E. J. Brunner u. S. Reiter-Theil (Hrsg.): Von der Familientherapie zur systemischen Perspektive. Berlin (Springer), 2. Aufl., S. 253–287.

Hautzinger, M. u. T. D. Meyer (2011): Bipolar affektive Störungen. Reihe Fortschritte der Psychotherapie. Göttingen/Bern/Wien/Paris/Oxford/Prag/Toronto/Cambridge, MA/Amsterdam/Kopenhagen/Stockholm (Hogrefe).

Hess, V. u. R. Herrn (2015): Die Funktion eines allgemeinen Krankheitsbegriffs aus historischer Perspektive. Nervenarzt 86: 9–15.

Huether, G., L. Adler u. E. Rüther (1999): Die neurobiologische Verankerung psychosozialer Erfahrungen. Zeitschrift für Psychosomatische Medizin und Psychotherapie 45: 2–17.

Imber-Black, E., J. Roberts u. R. A. Whiting (1998): Rituale. Rituale in Familien und Familientherapie. Heidelberg (Carl-Auer), 6. Aufl. 2015.

Keller, T. (2002): Kooperationsgespräche »im Chaos der psychotischen Kommunikation«. Psychotherapie im Dialog 3: 277–283.

Kutter, P. (1983): Psychoanalytische Aspekte psychiatrischer Krankheitsbilder. In: W. Loch (Hrsg.): Die Krankheitslehre der Psychoanalyse. Eine Einführung. Stuttgart (Hirzel), S. 187–286.

Laing, R. D. (1984): Mystifizierung, Konfusion und Konflikt. In: G. Bateson, D. D. Jackson, J. Haley, J. H. Weakland, L. C. Wynne, I. M. Ryckoff, J. Day, S. J. Hirsch, T. Lidz, A. Cornelison, S. Fleck, D. Terry, H. F. Searles, M. Bowen, E. F. Vogel, N. W. Bell, R. D. Laing u. J. Foudrain: Schizophrenie und Familie. Frankfurt/M. (Suhrkamp), S. 274–304.

Laux, G. (2011a): Affektive Störungen: Einleitung und Übersicht. In: H.-J. Möller, G. Laux u. H. P. Kapfhammer (Hrsg.): Psychiatrie, Psychosomatik, Psychotherapie. Bd. 2: Spezielle Psychiatrie. Berlin/Heidelberg (Springer), 4. Aufl., S. 363–370.

Laux, G. (2011b): Bipolare affektive Störungen. In: H.-J. Möller, G. Laux u. H. P. Kapfhammer (Hrsg.): Psychiatrie, Psychosomatik, Psychotherapie. Bd. 2: Spezielle Psychiatrie. Berlin/Heidelberg (Springer), 4. Aufl., S. 461–496.

Lieb, H. (2014): Störungsspezifische Systemtherapie. Konzepte und Behandlung. Heidelberg (Carl-Auer).

Linares, J. u. C. Campo (2003): Familientherapie bei Depressionen. Heidelberg (Carl-Auer).

Ludewig, K. (2015): Systemische Therapie. Grundlagen, klinische Theorie und Praxis. Heidelberg (Carl-Auer).

Luhmann, N. (1984): Soziale Systeme. Grundriß einer allgemeinen Theorie. Frankfurt/M. (Suhrkamp).

Mansell, W., A. P. Morrison, G. Reid, I. Lowens a. S. Tai (2007): The interpretation of, and responses to, changes in internal states: An integrative cognitive model of mood swings and bipolar disorders. Behavioural and Cognitive Psychotherapy 35: 515–539.

Maturana, H. R. (1982): Autopoiese: die Organisation lebender Systeme, ihre nähere Bestimmung und ein Modell. In: H. R. Maturana (1982): Erkennen: Die Organisation und Verkörperung von Wirklichkeit. Braunschweig/Wiesbaden (Vieweg), S. 157–169.

McGowan, P. O., A. Sasaki, A. C. D'Alessio, S. Dymov, B. Labonté, M. Szyf, G. Turecki a. M. J. Meaney (2009): Epigenetic regulation of the glucocorticoid receptor in human brain associates with childhood abuse. Nature Neuroscience 12 (3): 342–348.

Meißel, T. (2004): Verantwortung, Schuld und Schuldgefühle in der Familie. Die konflikthafte Existenz des Menschen. In: T. Bock, K. Dörner u. D. Naber (Hrsg.): Anstöße. Zu einer anthropologischen Psychiatrie. Bonn (Psychiatrie), 3. Aufl. 2008, S. 264–273.

Mentzos, S. (1996): Depression und Manie: Psychodynamik und Therapie affektiver Störungen. Göttingen/Zürich (Vandenhoeck & Ruprecht).

Mentzos, S. (2002): Psychoanalyse der Psychosen. Psychotherapie im Dialog 3: 223–229.

Meyer, T. D. u. M. Hautzinger (2013): Bipolare Störungen. Kognitiv-verhaltenstherapeutisches Behandlungsmanual. Weinheim/Basel (Beltz).

Michalak, J. u. T. Heidenreich (2005): Neue Wege der Rückfallprophylaxe bei Depressionen. Die achtsamkeitsbasierte kognitive Therapie. Psychotherapeut 50: 415–422.

Miller, G. u. S. de Shazer (1999): Lösungsorientierte Therapie als Gerücht. Familiendynamik 24: 4–28.

Miller, I. W., D. A. Solomon, C. E. Ryan a. G. I. Keitner (2004): Does adjunctive family therapy enhance recovery from bipolar I mood episodes? Journal of Affective Disorders 82: 431–436.

Miller, W. R. u. S. Rollnick (2004): Motivierende Gesprächsführung. Freiburg (Lambertus), 3. Aufl. 2009.

Minuchin, S. (1977): Familie und Familientherapie. Theorie und Praxis struktureller Familientherapie. Freiburg (Lambertus).

Moltz, D. A. (1993): Bipolar disorder and the family: an integrative model. Family Process 32: 409–423.

Mora, G. (1990): Historische und theoretische Richtungen in der Psychiatrie. In: A. M. Freedman, H. I. Kaplan, B. J. Sadock u. U. H. Peters (Hrsg.): Psychiatrie in Praxis und Klinik. Stuttgart/New York (Thieme). Bd. 5: Psychiatrische Probleme der Gegenwart, S. 1–98.

Müller, B. (2015): Wirksamkeit systemischer Therapie bei psychischen Störungen im Erwachsenenalter. Eine Megaanalyse randomisierter, kontrollierter Studien. Heidelberg (Carl-Auer).

Pinquart, M., B. Oslejsek a. D. Teuber (2014): Efficacy of systemic therapy on adults with mental disorders: A meta-analysis. Psychotherapy Research, DOI: 10.1080/10503307.2014.935830.

Reddemann, L. (2000): Depression. Psychoanalytische Behandlung. In: W. Senf u. M. Broda (Hrsg.): Praxis der Psychotherapie. Ein integratives Lehrbuch: Psychoanalyse, Verhaltenstherapie, Systemische Therapie. Stuttgart/New York (Thieme), S. 376–382.

Retzer, A. (1994): Familie und Psychose. Stuttgart/Jena/New York (G. Fischer).

Retzer, A. (2002): Passagen – Systemische Erkundungen. Stuttgart (Klett-Cotta).

Retzer, A. (2004): Systemische Familientherapie der Psychosen. Göttingen/Bern/Toronto/Seattle (Hogrefe).

Retzer, A. (2011): Systemische Psychotherapie – Theoretische Grundlagen und klinische Anwendungsprinzipien. In: H. J. Möller, G. Laux u. H.-P. Kapfhammer (Hrsg.): Psychiatrie und Psychotherapie. Bd. 1: Allgemeine Psychiatrie. Berlin/Heidelberg (Springer), 4. Aufl., S. 977–1003.

Ruf, G. (2000): Systemische Psychiatrie – ein Praxiskonzept. Familiendynamik 25: 532–550.

Ruf, G. D. (2005): Systemische Psychiatrie. Ein ressourcenorientiertes Lehrbuch. Stuttgart (Klett-Cotta), 3. Aufl. 2015.

Ruf, G. D. (2013): Einführung in die systemische Psychiatrie. Heidelberg (Carl-Auer).

Ruf, G. D. (2014): Schizophrenien und schizoaffektive Störungen. Heidelberg (Carl-Auer).

Ruf, G. D. (2015): Depression und Dysthymia. Heidelberg (Carl-Auer).

Schleiffer, R. (2012): Das System der Abweichungen. Eine systemtheoretische Neubegründung der Psychopathologie. Heidelberg (Carl-Auer).

Schleiffer, R. (2013): Verhaltensstörungen. Sinn und Funktion. Heidelberg (Carl-Auer).

Schlippe, A. von u. J. Schweitzer (2012): Lehrbuch der systemischen Therapie und Beratung I. Das Grundlagenwissen. Göttingen (Vandenhoeck & Ruprecht).

Schweitzer, J. (1995): Kundenorientierung als systemische Dienstleistungsphilosophie. Familiendynamik 20: 292–313.

Schweitzer, J. u. A. von Schlippe (2006): Lehrbuch der systemischen Therapie und Beratung II. Das störungsspezifische Wissen. Göttingen (Vandenhoeck & Ruprecht).

Schweitzer, J. u. E. Nicolai (2010): SYMPAthische Psychiatrie. Handbuch systemisch-familienorientierter Arbeit. Göttingen (Vandenhoeck & Ruprecht).

Schweitzer-Rothers, J. (1996): Wege aus psychiatrischen Chronifizierungsprozessen: Beratungstechniken für Prävention und Rehabilitation. In: T. Keller u. N. Greve (Hrsg.): Systemische Praxis in der Psychiatrie. Bonn (Psychiatrie), S. 247–262.

Seligman, M. E. P. (1992): Erlernte Hilflosigkeit. Weinheim (Psychologie-Verlags-Union). 4. Aufl.

Selvini Palazzoli, M., L. Boscolo, G. Cecchin u. G. Prata (1975): Paradoxon und Gegenparadoxon. Stuttgart (Klett-Cotta).

Selvini Palazzoli, M., L. Boscolo, G. Cecchin u. G. Prata (1979): Gerade und ungerade Tage. Eine ritualisierte Verschreibung in der Familientherapie. Familiendynamik 4: 138–147.

Selvini Palazzoli, M., L. Boscolo, G. Cecchin u. G. Prata (1981): Hypothetisieren – Zirkularität – Neutralität: Drei Richtlinien für den Leiter der Sitzung. Familiendynamik 6: 123–139.

Selvini Palazzoli, M., S. Cirillo, M. Selvini u. A. M. Sorrentino (1992): Die psychotischen Spiele in der Familie. Stuttgart (Klett-Cotta).

Simon, F. B. (1993): Unterschiede, die Unterschiede machen. Klinische Epistemologie: Grundlage einer systemischen Psychiatrie und Psychosomatik. Frankfurt/M. (Suhrkamp), 3. Aufl. 1999.

Simon, F. B. (1995): Die andere Seite der Gesundheit. Heidelberg (Carl-Auer).

Simon, F. B. (2012): Krankheit. In: J. V. Wirth u. H. Kleve (Hrsg.): Lexikon des systemischen Arbeitens. Grundbegriffe der systemischen Praxis, Methodik und Theorie. Heidelberg (Carl-Auer), S. 231–233.

Simon, F. B. u. G. Weber (1992): Vorfall oder Rückfall. Über den systemischen Umgang mit wiederkehrenden Verhaltensweisen. Familiendynamik 17: 93–99.

Simon, F. B. u. C. Rech-Simon (2004): Zirkuläres Fragen. Systemische Therapie in Fallbeispielen: Ein Lernbuch. Heidelberg (Carl-Auer).

Simon, F. B., U. Clement u. H. Stierlin (2004): Die Sprache der Familientherapie. Ein Vokabular. Kritischer Überblick und Integration systemtherapeutischer Begriffe, Konzepte und Methoden. Stuttgart (Klett-Cotta), 6. Aufl.

Stierlin, H. (1974): Eltern und Kinder. Das Drama von Trennung und

Versöhnung im Jugendalter. Frankfurt/M. (Suhrkamp).
Stierlin, H. (1981): Die »Beziehungsrealität« Schizophrener. Psyche 35: 49–65.
Stierlin, H., G. Weber, G. Schmidt u. F. B. Simon (1986): Zur Familiendynamik bei manisch-depressiven und schizoaffektiven Psychosen. Familiendynamik 11: 267–282.
Sydow, K. von, S. Beher, R. Retzlaff u. J. Schweitzer (2007): Die Wirksamkeit der Systemischen Therapie/Familientherapie. Göttingen/Bern/Wien/Toronto/Seattle/Oxford/Prag (Hogrefe).
Sydow, K. von, S. Beher, J. Schweitzer a. R. Retzlaff (2010): The efficacy of systemic therapy with adult patients: a meta-content analysis of 38 randomized controlled trials. Family Process 49: 457–485.
Tomm, K. (1994): Die Fragen des Beobachters. Schritte zu einer Kybernetik zweiter Ordnung in der systemischen Therapie. Heidelberg (Carl-Auer), 5. Aufl. 2009.
Watzlawick, P., J. H. Beavin u. D. D. Jackson (1967): Menschliche Kommunikation. Formen, Störungen, Paradoxien. Bern/Stuttgart/Toronto (Huber).
Watzlawick, P., J. H. Weakland u. R. Fisch (1974): Lösungen. Zur Theorie und Praxis menschlichen Wandels. Bern/Stuttgart/Wien (Huber).
Weber, G., F. B. Simon, H. Stierlin, G. Schmidt (1987): Die Therapie der Familien mit manisch-depressivem Verhalten. Familiendynamik 12: 139–161.
White, M. u. D. Epston (1989): Die Zähmung der Monster. Literarische Mittel zu therapeutischen Zwecken. Heidelberg (Carl-Auer), 7. Aufl. 2013.
Willi, J. (1990): Die Zweierbeziehung. Spannungsursachen, Störungsmuster, Klärungsprozesse, Lösungsmodelle. Reinbek (Rowohlt).
Zubin, J. a. B. Spring (1977): Vulnerability – a new view of schizophrenia. Journal of Abnormal Psychology 86: 103–126.

Über den Autor

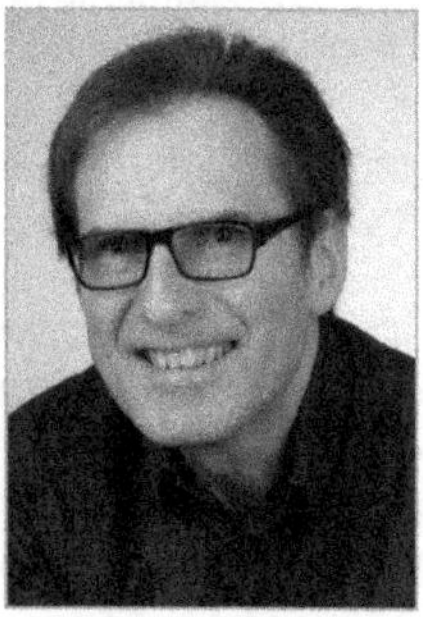

Gerhard Dieter Ruf, Dr. med.; Studium der Medizin in Tübingen, Weiterbildung zum Facharzt für Neurologie und Psychiatrie, Psychotherapie in den Kliniken Ludwigsburg und Weinsberg; Oberarzttätigkeit in Weinsberg, Leitung einer Abteilung der Rhein-Haardt-Klinik Bad Dürkheim, Fachklinik für Suchterkrankungen. Seit 1991 eigene Praxis in Asperg. Systemischer Therapeut (IGST, SG, DGSF), Lehrender (DGSF) am Bodensee-Institut für Systemische Therapie und Beratung. Arbeitsschwerpunkte: systemische Psychiatrie, systemische Therapie bei psychischen Störungen, Psychotherapie bei Psychosen. Veröffentlichungen u. a.: *Schizophrenien und schizoaffektive Störungen* (2014), *Depression und Dysthymia* (2015).

Kontakt: *www.psych-asperg.de*